「がんもどき」で早死にする人、「本物のがん」で長生きする人

近藤 誠

GENTOSHA

はじめに

なぜ早期発見・早期治療をやっても、がんで死ぬ人は増える一方なのか

「がんもどき」で早死にする人、

「本物のがん」で長生きする人。

「まさか、そんなことが……」「あ、そういえば。しかし……」と首をひねりながら、本書を手にとったかたが多いと思います。

このタイトルに、うそ偽りはありません。

日本には、ただのおできや炎症を「がん」と言われて、大切な胃や子宮をごっそり切り取られたり、抗がん剤を使わせられている人が山ほどいます。

そのせいで早死にしている人も多い。

逆に僕の外来にみえる患者さんは、本物のがんを治療しないで長生きしています。

ところが、たとえば**「がん研有明病院」のデータでは、スキルス胃がんの手術をした患者はほぼ全員、数カ月から3年以内に亡くなっている。一方、スキルス胃がんを放置した僕の患者はほぼ全員、ふつうに暮らして、3年から10年近く生きています。**

がんにはナゾが多いですね。


なぜ、早期発見・早期治療をいくらやっても、がんで死ぬ人は増える一方なのか。

なぜ、手術が「成功」しても、抗がん剤でたたいても、がんはすぐ再発するのか。

なぜ、「余命3カ月」と宣告されたのに、3年も4年も元気な人がいるのか。

がんのナゾについて、ひとつずつ語り明かしていったら、アラビアンナイトの千一夜を超えそうです。

しかし「がんもどき」の存在に気づくと、ナゾの多くは、きれいに解けます。

アンジェリーナ・ジョリーは乳房を切ったが、「本物のがん」なら10~30年かけて体じゅうにひそんでいる

僕はこの20年以上、「がんは、2つにひとつ」と唱えてきました。

ひとつは、他臓器に転移して、いつか死に至る「本物のがん」。

もうひとつは、無害な「がんもどき」。

「本物のがん」は生まれた瞬間から血液にのってパラシュート部隊のようにあちこちに転移し、人間が「早期発見」したときには、とっくに全身にひそんでいます。だから、切っても抗がん剤でたたいても再発してきます。

一方、**「がんもどき」は転移する能力がないので、命にかかわりません。**

これは、ノーベル賞で有名になったiPS細胞（人工多能性幹細胞）を作るときに、がん幹細胞がよくできることからも説明できます。「本物」か「もどき」かの性質は、もとの幹細胞で決まる。

「ポリープや早期がんを放っておくと進行がんに変わり、やがて全身に転移する」と

いうように、**がんの性質が途中で変わっていくわけでは決してないのです**。

そして、がんの切除手術や抗がん剤治療の9割は、命を縮めます。

しかし世界中の人が「がんは早く見つけて切れば治る」と思いこみ、「いっそ、がんが見つかる前に臓器を取ってしまおう」と考える人までいます。

ハリウッド女優の、アンジーことアンジェリーナ・ジョリー（37歳）もそのひとり。「乳がんになりやすい遺伝子が見つかったから」と、健康な両乳房を「予防切除」して「リスクを87％から5％に下げた」と手記で語っています。

しかし、きょう乳房を切れば、あす以降の乳がん死を防げるというのは大きなカン違い。「予防切除で乳がん死のリスクを減らせる」という実証はひとつもありません。

なぜなら、**乳がんで死ぬ人は99％「転移」で亡くなる。その転移は、がんが見つかる前に、10〜30年もかけて体じゅうにひそんでいる**からです。

これは専門家なら誰でも知っている常識なのに、医者たちははっきり言いません。

アンジーのあとを追って世界じゅうの女性たちが遺伝子検査に走り、健康な乳房をどんどん切り取り、そこにシリコンなどを詰める「乳房再建術」をしてくれたら、医療界は二重三重にうるおいますから。

実際、アンジーの告白後、遺伝子検査の関連株は、急騰していました。

「本物のがん」でも対処しだいで長生きできる

僕は実際に、慶應義塾大学病院の外来で「がんを治療しない」患者さんを150人以上、23年間、診てきました。理論の裏づけがとれたので、これを「がん放置療法」と名づけました。

がんは痛みなどの症状がない限り、そっとしておくのがいちばんラクに長生きできる。

これは世界で最も新しく最善の、がんへの対処法と自負しています。

たとえ切るとしても、お腹《なか》を開けない「内視鏡切除術」や、腫瘍《しゅよう》をくりぬいて乳房を残す「乳房温存療法」など負担の少ない方法を探し、リンパ節は残してください。

また食道がん、子宮頸《けい》がん、前立腺がん、舌《ぜつ》がん、膀胱《ぼうこう》がん、咽頭《いんとう》がんなどは、欧米では放射線治療がスタンダード。入院の必要がなく、後遺症もほとんどなく、治療成績は手術と変わらないので、いざというときは検討してみてください。

がんを放置すると最後まで痛まないことも多いのですが、つらい症状が起きたら、苦痛をとる、「緩和ケア」の専門医を訪ねてください。大病院には緩和ケア科があります。

治療していないがんの痛みは、モルヒネで安全にきちんとコントロールできます。

合計10万時間、世界の医学論文やデータを読みこんできたからわかること

医者になって40年、数万人のがん患者を診てきました。毎朝6時前に研究室に入り、合計10万時間、世界の医学論文やデータも読み、文章で発表してきました。

2013年春、東京・渋谷に開いた「近藤誠がん研究所・セカンドオピニオン外来(http://kondo-makoto.com/)」では、半年で1000件以上のご相談に、僕自身がお答えしてきました。

日々、患者さんから聞く、医者たちの暴言には驚きます。

「ほっとくと余命3カ月。全身痛くなって死にますよ」「1日も早く手術しないと。どうなっても知りませんから」「ザックリ切ったら、スッキリするよ」「抗がん剤やめるなら、もう来なくていい」「セカンドオピニオンを聞きに行く? 帰ってくれ」……。

こういう恫喝《どうかつ》には「データを見せてください」「その言い方は失礼です」と、キッパリ抗議した方がいいですね。

がんの治療のほとんどは、「こんなはずでは」と思ったときには後遺症や副作用で体をボロボロにされています。そして、なにが起きても「自己責任」と言われます。

痛みや苦しみがないなら、決してうかつにがんの治療を始めないことです。

ひとりも、「がんもどき」で命を縮めないでほしい。
「本物のがん」にかかったかたも、できるだけ快適に、できる限り長生きしてほしい。
心から、そう願っています。

近藤　誠

＊本書では、日本人の成人がんの9割以上を占める「固形がん」（胃がん、肺がん、食道がん、前立腺がん、乳がん、子宮がんのような、がん細胞がかたまりをつくるがん）について解説します。急性白血病や悪性リンパ腫のような「血液のがん」、そして睾丸腫瘍《こうがん》と子宮絨毛《じゅうもう》がんは抗がん剤で治る可能性があるので、対象外です。

目次

第2章

アンジェリーナ・ジョリーの真似はするな

第3章

がんで長生きしている3ケースと、早死にした3ケース

第4章 がん検診を受けた人ほど早死にしているのはデータで明らか

第5章 なぜ医者はがんの手術をしたがるのか

第6章

抗がん剤だけはやめなさい

第7章 「本物のがん」を切ってもたたいても無意味なワケ

第8章 「本物のがん」になったら、どうするか

第9章 「がんもどき」と「本物のがん」に関する素朴な疑問にお答えします

近藤誠のがん養生訓

第1章

「がんもどき」で早死にする人

がん宣告は、なぜ恐ろしいのか

患者さんからよく「がんと診断されて、いかに恐ろしくショックだったか」「どれほど落ちこんだか」「どんなに自分の弱さを思い知ったか」という話をうかがいます。

がんと言われた瞬間、頭がまっ白になった。

突然の宣告に、力が抜けてなにも手につかない。

がんのことが頭を離れず、眠れない。食べられない。

その衝撃は、早期がんでも、進行がんでも、老いも、若きも、あまり差がないようです。

これほど医学が発達した現代に、がんは、なぜこれほど恐れられるのか。

得体の知れない死病だと思われているからではないでしょうか。

原因がわからない。

音もなくしのびよる。
早期発見・早期治療しても安心できない。
いきなり「末期」「余命3カ月」などと宣告される。
放っておくとみるみる大きくなり、転移する。
切っても切っても、再発してくる。
元気いっぱいだった人が、あっという間にやせ衰える。
髪が抜け落ちる。
痛みにのたうちまわって死ぬ。

世間一般のイメージを書きならべると、がんは確かに、ホラー映画の死霊のようです。

しかも日本人の2人に1人が、がんにかかり、3人に1人が、がんで死んでいます。
医学は日進月歩しているはずなのに、がんで亡くなる人は増える一方です。
がん宣告は「やっぱりあなたも、がんの魔の手にかかりましたね。すぐ死ぬかもしれませんよ。拷問のような苦しみも覚悟してください」と言われるのに等しいから、身の毛がよだつのではないでしょうか。

しかし、人々を震えあがらせる死霊の正体は「がん」ではない。

「がんの治療」が、世にも恐ろしいのです。患者はがんの手術で痛み、抗がん剤の毒に苦しみぬいて、みるみるやつれ果てて死んでいるのです。

がんの治療で殺されないためのキーワードが、「がんもどき」です。

「がんもどき」で人は死なない

まず、「本物のがん」と「がんもどき」についてまとめておきます。

がん細胞はウイルスでもインベーダーでもなく、「身内」です。タバコ、大気汚染、農薬、放射線などの発がん物質によって遺伝子が傷つき、自分自身の正常細胞が少し変異して、がん細胞が生まれます。

がんの性質は、人の性質と同じようにさまざまです。

しこりがどんどん大きくなるがん。変わらないがん。小さくなるがん。消えるがん。上皮内（粘膜《ねんまく》の最上層）にとどまるがん。インクがにじむように周囲に広がるがん。種をばらまくように広がるがん。もぐりこむように粘膜の下の層まで達するがん。リンパ節に転移するがん。遠くの臓器に転移するがん。転移しないがん……。

しかし僕の分類では、**がんは「臓器転移のある本物のがん」か「転移のないがんもどき」の2つに1つ**です。

「本物」と「もどき」は、細胞を顕微鏡で見ても瓜二《うりふた》つ。しかし、顔がそっくりで見分けがつかない「ワル」と「いい人」がいるように、全く性質が違います。

話題のiPS細胞と同様に、無限に自己をコピーし、異種の細胞も作りながら増え続ける性質を持つ「がん幹細胞」が、次々に見つかっています。「iPS細胞とがん細胞は、表裏」と、開発者の山中伸弥《やまなかしんや》・京都大学教授自身が語っています。

「本物」か「もどき」かは、幹細胞によって決まります。幹細胞は、組織のおおもとになって性質を決める細胞。がん幹細胞が生まれた瞬間に、そのがんの性質が、決まっているわけです。

「本物のがん」は幹細胞が生まれてすぐ、人間にはとても見つけられない0・1ミリ以下のときから、血液にのって全身に転移し始めることを、臨床データが教えてくれます。

人間が「早期発見」と呼んでいるのは、実はしこりが1センチ前後に育った「がんの晩年」。幹細胞が生まれてから10～30年もたち、がん細胞は10億個にも増えて、全身に転移がひそんでいる状態です。10億個すべてが、もとの幹細胞の性質を受け継いでいます。

だから、本物のがんは、いわゆる「早期発見」でいくら切り取っても、モグラたたきのように再発する。

メスの入った傷口にがん細胞がワッと取りついて「がんが暴れる」こともあります。

「本物のがん」は、人を殺すがんです。その特徴として、

①無限に増大する。②他臓器に転移する。
この2つの性質を、兼ね備えていることがあげられます。

「がんもどき」には転移能力がなく、大きくならなかったり、自然に消えることもよくあります。おとなしくて、人を殺せるほどの勢いがないわけです。

「近藤先生、これは〝がんもどき〟ですか？」

「近藤先生、これは〝がんもどき〟ですか？」

自分や家族のがんは本物なのか、もどきなのか。セカンドオピニオン外来にみえるかたの最大の関心は、当たり前のことですが、ここに集中します。

本物も、もどきも顕微鏡で見た細胞の顔つきは同じですが、部位、症状、画像や肉眼で見たがんの外見、手触りなどによって、かなりのところまで見当がつきます。

「あなたと同じ病状の人が100人いたら、99人はもどきです」

「確率は半々ですね」

「これは本物のがんです。でも治療しなければ、半年や1年で死ぬことはない。ですから、できる限り命を延ばす方法を考えましょう」などとお答えする瞬間、いつも「運命」という二文字が、よぎります。

「本物のがん」には、いつか命を奪われる。

「がんもどき」なら、心配ない。

命の大きな分かれ道ですから。

僕が名づけた「がんもどき」と似た病変のことが、欧米の専門家の間では、よく話題になります。

最も権威ある医学誌のひとつ「ランセット」にも、「早期胃がんは病気か、病気もどき（pseudo-disease）か？」という記事が載りました。pseudoは「ニセの」「かりの」という意味ですから、「もどき」という訳がぴったりです。「早期胃がんのほとんどは、無害なニセモノ。となると、胃がん検診に意味があるのか」という内容でした。

乳がんは全体の8割が「がんもどき」

世界各国のデータと、僕の「がん放置」患者150人以上の経過から言えること。
「がんもどき」は、無数に存在します。
マンモグラフィ（乳房エックス線検査）で見つかる「非浸潤性《ひしんじゅんせい》乳管《にゅうかん》がん」もそのひとつ。僕はこの20年以上、「腫瘍が乳管内にとどまるのは〝がんもどき〟」と唱えてきました。

放っておいても無害なのに、乳房を全摘される患者が多く、とても気の毒です。

乳がんは全体のおよそ8割が「がんもどき」。1期で転移があるのは5％程度です。

マンモグラフィだけで見つかる乳がんは、99％、「がんもどき」。

しこりがなく、乳管内から出血して見つかった乳がんも、ほぼ「がんもどき」。

乳がんのしこりが5センチに育っても、わきの下や鎖骨《さこつ》の上のリンパ節に転移がなければ、5年生存率は1センチのしこりの場合と同じ。浸潤（まわりの組織に広が

る）があっても8割以上は「もどき」です。

前立腺がんも、ＰＳＡ（前立腺がんになると血中に増えるとされる糖タンパクの値を測る血液腫瘍マーカー）検査が普及して、「患者」が昔の30倍にも増えています。ＰＳＡが４（ng／mℓ）を超えると精密検査。がん細胞が見つかると、よく前立腺を全摘されますが、生涯インポテンツ（性的不能）や尿もれに悩むことになる人も多い。

しかし、**ＰＳＡで見つかった前立腺がんの9割以上は「がんもどき」**です。ＰＳＡの値は全くあてになりません。飲酒、風邪、前立腺肥大などによっても上がるし、僕の「がん放置患者」には、手術を断って13年たち、ＰＳＡが２００以上になっても、なんの自覚症状もない人もいます。**ＰＳＡ検査をいくらやっても、前立腺がんの死亡率は変わらないので、米国ではとっくに中止勧告が出ています。**

そもそも50歳以上の男性の２人に１人は、死後解剖すると前立腺がんが見つかりますが、おとなしく無害で、生涯大きくならないので「潜在がん」と呼ばれています。

前立腺がんは平穏タイプが圧倒的に多く、もし「本物」だったとしても、急いで治療したところで運命は変わらない。できる限り「様子見」を決めこむが勝ちです。

それから日本人の3人に1人は、よく調べたら甲状腺がんが見つかりますが、これも99％「がんもどき」。甲状腺がんで亡くなる人は、がん死全体の1％もいません。

なのに韓国では甲状腺がんの検診が増えた結果、女性の罹患《りかん》率は日本人の14倍にもはねあがり、切除手術を受ける人が増えています。甲状腺がんは成長が非常にゆっくりで、99％、命を奪うことはないのに。

胸部CT（コンピュータ断層撮影）検査で見つかるスリガラス状の肺がんも99％、「がんもどき」。また、がんが胃の粘膜上皮内にとどまっている患者を1000人集めても、転移があるのは1人いるかどうかです。

胃や大腸のポリープは無害で、「がんに変わる」ことはありません。

卵巣腫瘍は、薄い水風船状なら良性です。

子宮頸部の上皮内がんも99%、「がんもどき」

子宮頸部の上皮内がんも99%、「がんもどき」。治療しないで様子を見た僕の患者さんは全員、がんが消えました。

このがんの原因は「ウイルス」とされています。セックスによって感染する「ヒトパピローマウイルス」の痕跡が、確かに見られますが、僕は「これはがんではない。単に、ウイルス感染のせいで上皮細胞がおできになったもの」と考えています。

がんの診断は、専門の病理医が顕微鏡で細胞を見て判定します。細胞の形がくずれていたり、「顔つき」がゆがんでいると、ただの炎症やおできが「がん」にされやすい。

いい人でも口がゆがんでいると、ワルに見られやすいのと同じです。

子宮頸部の上皮内がんは「がんの顔をしたおでき」と考えて、忘れることです。

さらに、**ある種の胃の悪性リンパ腫は「がん」と呼ばれますが、抗菌薬でピロリ菌を除去すると消えてしまうので、これもおできや慢性炎症のたぐいでしょう。**

痛くもつらくもないのに検診で「がん」が見つかって、「今切れば100%治る」と医者に言われたら、「切らなくても100%無害なんですよ」と教えてあげましょう。

そして診断をスッパリ忘れて、今後はいっさい検査に近づかないのがいちばんです。

米国立がん研究所が「がん検診で見つかる、死には至らない腫瘍を〝がん〟と呼ぶのをやめよう」と発表

アメリカでは数年前から、「無害ながん」がクローズアップされています。

2013年には、米国立がん研究所が「がん検診で見つかる、死には至らない腫瘍を〝がん〟と呼ぶのをやめよう」と、米医師会雑誌に発表しました。中でも、乳がん

の診断の2割（日本では1割）を占める非浸潤性乳管がんは、死ぬリスクがないのに、「がん」という響きが患者を恐怖と不安におとしいれている……。

ほかにも**「がんには進行が速くて亡くなる可能性が高いものから、ゆっくり進行して無害なものまで、タイプがいろいろある」「検診がより精密になり、より普及するほどがんと呼ばれる病気の範囲が広がっていく。**だから、**検診や診療のやりすぎを防ぐ対策が必要」「とりわけ乳がん、前立腺がん、肺がん、甲状腺がんは、検診によって、過剰な診断をされやすい」**と、早期発見シンドロームを強く戒めていました。

実は1955年、すでにカナダの統計学者マッキノンが「がんには2つの異なった性質のものがある」ことを指摘していました。

1920～50年までの30年間、アメリカ各州の10万人当たりの乳がん発見数は、うなぎのぼりに増えました。でも、乳がん死亡数は変わらなかった。「どんなに早く見つけて治療しても死に至るがん」と「無害ながん」があり、**早期発見・早期治療には意味がないことを、データは語っていました。**

それから半世紀、医学は飛躍的に進歩し「夢の新薬」も数えきれないほど生まれました。しかし、がんに関しては、医学は敗北しています。

それをはっきり物語るのが、アメリカの死因の比率の変化グラフ（図表1）です。

心臓病も、脳血管の病気も、急性肺炎・インフルエンザも、10万人当たりの死亡者数は57年間でそれぞれ67%、77%、66%も減っています。

しかし、がんで亡くなる人は、わずか8%しか減っていない。

あぜんとするほど、人類はがんの前で無力です。

図表1◉アメリカの死因の比率の変化

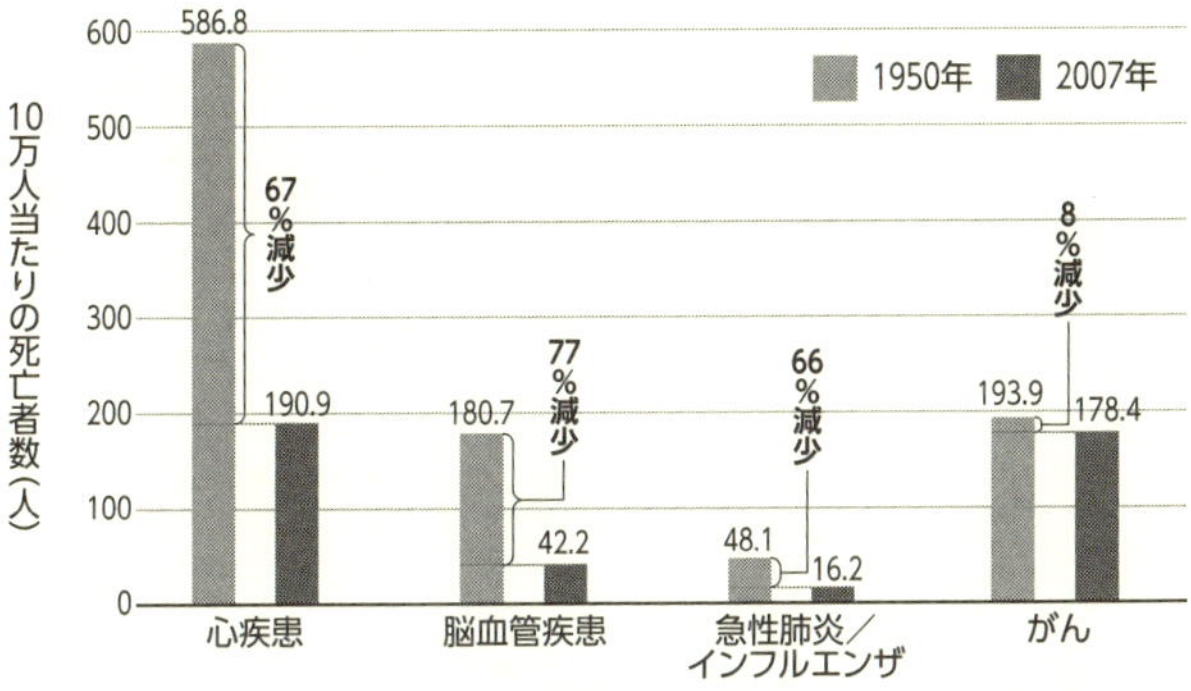

※1950年から2007年。2000年時点の米国標準人口に年齢調整済み

出典：1950 Mortality Data-CDC/NCHS, NVSS, Mortality Revised. 2007 Mortality Data-National Center for Health Statistics, Centers for Disease Control and Prevention, 2010.http://www.cdc.gov/

厚労省も認めた、「早期発見で、がん死は減らない」

最近ようやく日本でも、がんの早期発見の無意味さが認められてきています。

2013年8月、厚生労働省は「公費の胃がん検診で、内視鏡（胃カメラ）は推奨しない。死亡の減少が明らかでないから」と発表しました。

ひらたく言えば「胃カメラで、いち早くがんを見つけてどんどん治療しても、胃がんで死ぬ人はちっとも減らない。税金のムダ遣いになるから、公費ではまかなえない。やりたいかたは自費でどうぞ」ということです。

早期発見できるのは「がんもどき」にすぎないと、国が表明したようなものです。

では、その他のがん検診の中には、がん死を減らせるものがあるでしょうか。

世界中のデータを見わたしても、ひとつもありません。

「早期発見・早期治療で、がんが治る」というのはまっ赤なウソ。

よく「検診で小さいがんが見つかって、早めに取れたから5年たってもこんなに元気。ラッキー！」と喜ぶ人がいますが、**見つける必要のない「がんもどき」を見つけられ、やらなくていい治療で体をムダに傷つけられたのですから、大損したのです。**

痛くもつらくもないのに検診や人間ドックで見つかるのは、ほとんど「がんもどき」。これをまず、頭に入れましょう。

「がん集団検診をやめた村」では胃がん死亡率が半減

最新鋭機で詳しく調べれば調べるほど、がんはいくらでも見つかります。しかしそれは「がんもどきの発見数」を、増やしているにすぎません。

あわてて臓器を切ると、命を縮めます。

日本では年間数百万人もの人が毎年、胃がん検診を受けています。ところが長野県の「がん集団検診をやめた村」泰阜村《やすおか》では、皮肉にも胃がん死亡率が半減しました。検診で「胃がんもどき」が見つかって胃を切られ、早死にしている人がかなりいたのです。

「胃がんの手術をしたら、一気にやつれた。あっという間に死んでしまった」という話は、世間にあふれていますね。その胃がんは、「がんもどき」だった可能性があります。

ある早期胃がんの患者は、2つの病院で「胃の3分の2を切らないと、2年から5年で苦しんで死ぬ」と言われました。しかし僕の話を聞いて、「切らない」道を選んだら、1年後の検査でがんが消えていました。それから10年以上たった今も、お元気そのものです。

皮膚を突き破る「がんもどき」もある

がんはいろいろで、進行がんそっくりの「がんもどき」もあります。

患者さんによく「浸潤や、リンパ節転移があると本物のがんですか?」と聞かれますが、「**臓器転移があるものだけが、本物です**」と答えます。

僕はむかし、「しこりが皮膚を突き破ってくる乳がんはすべて、本物のがん」だと思っていました。確かに、皮膚を破って(つまり浸潤して)グチャッと広がるのは本物。しかし、**突き破ってもしこりが部分的で、そこだけ破れているタイプは時間がたっても他臓器には転移しません。皮膚を突き破っても「がんもどき」、ということです。**

また肺がんや子宮がんも、まわりに浸潤していると「呼吸ができない」とか「尿毒症」などで死ぬこともありえますが、そこで放射線をかけたり、局所を手術すると治って、転移が出ないことがある。これも「がんもどき」です。

このように、かなり育ってきてからも「本物のがん」なのか「がんもどき」なのか判然としないがんも少なくないのです。

がんは本当にまぎらわしい。決して診断をうのみにしないことです。

一方、いきなり凶暴な姿を現して暴走する「本物のがん」もあります。定期的に検診を受けてきて、前回まではなにもなかったのに、**次の検診との合間に突然、痛みや血便《けつべん》、嘔吐《おうと》などの症状が出て見つかる。そういうがんは、タチの悪いものが多い。**

「本物のがん」のサインもあります。**せきや血たんなどの症状から見つかる肺がんの多くは本物。また、まっ黒なタール便は胃がん、血のかたまりがついた血便は大腸がん、皮膚が黄色くなる黄疸《おうだん》は、肝臓がんやすい臓がんからきている場合がありります。**

また乳房をなでてみて、梅の種のようにかたくて動かないしこりが手に触れたら、「本物の乳がん」の可能性があります。

本物ならすでに転移しているので、切除手術や抗がん剤はできるだけ避け、痛みだけとって、体力を温存した方が快適に長生きできます。

肺、肝臓、脳などの重要な臓器に転移しなければ死ぬことはない

では「本物のがん」は、どうやって人を死なせるのか。

よく患者さんに「エッ!?」と驚かれるのですが、**実はがん自身は痛まないし、毒素も放ちません。ただひたすらがん細胞が増え続け、転移・増大するのが、がんです。**

人ががんで死ぬのは、肺、胃、食道、肝臓、脳などの重要な臓器でしこりが増大して、呼吸、食事、解毒などの「息の根」を止めるから。**たとえば乳房でがんがどんなに大きくなっても、重要な臓器への転移がなければ、死に至ることはないのです。**

それにしても、がん細胞はなぜ「どうにも止まらない」のでしょう。

人間の体には、細胞の異常増殖をストップする仕組みがあります。たとえばケガをすると正常細胞が増殖して傷口をふさぎ、治れば増殖をやめるなど、秩序があります。

また、命を狙う細菌やウイルスなどの異物が体に侵入すると、免疫システムが攻

撃・排除してくれる仕組みも、人間の体には備わっています。**がん細胞は体の命令を無視して勝手に増殖するのですが、もともと正常細胞が変化した「身内」なので体は暴走を許し、免疫力でたたくこともない。**結果として、がんはどこまでも増大し続けることになります。

がんの痛みも、がん細胞が増大し続けるから起こります。たとえば骨転移があると、増大したがんが、骨を包む骨膜《こつまく》を押し広げる。すると、骨膜には神経がはりめぐらされているので、ひどく痛むのです。ただし、痛んでも骨転移では死にません。

「本物のがん」でも人はかんたんに死なない

がんになると、あっという間に死んでしまう。それはほとんど、治療のせいです。「本物のがん」でも命を延ばす方法はいろいろあるし、人はそうかんたんに死にません。

まず、**がんの増大スピードは、意外にゆっくりです。**今と違ってがんをすぐ切らずに様子を見ることもあった1970年代の観察データを見ると、がんの直径が倍になるのに、大腸がんの肺転移では平均9カ月、腎臓がんの肺転移では6カ月、乳がんの肺転移では7カ月、頭頸部がんの肺転移では6カ月、子宮がんの肺転移では8カ月かかっています。これはあくまで平均で、倍増時間が5年以上という人もいます。

たとえば本物の肝臓がんにかかっても、しこりが肝臓のおよそ8割を占めて肝不全にならないと、人は死にません。肺がんは呼吸困難が死の原因になりますが、直径1センチの体積はわずか4㎖。10センチでも500㎖。

成人の肺活量は3000㎖前後なので、直径1センチのがんが10センチに育ってもまだまだ呼吸はできるのです。また、片肺ががんでふさがれても、もう片方で生きていけます。腎臓も2つあるので、片方がやられても、もう片方で生きていける。

食道、大腸など管になった器官をがんがふさぎそうになったら、ステント（拡張器）をはめこめば、すき間を作れます。胃の入り口などには放射線をかけることで、すき間を作れます。

がんの「迂回路《うかいろ》」を作るやりかたもあります。昭和天皇は、すい臓がんの切除手術を避け、バイパス手術で食べものを通す道を作って、しばらくして公務に復帰されました。

口から食事がとれなくなったら、胃に小さな穴をあけて栄養を直接チューブで入れる「胃ろう」で生きていけます。

また、がんが進行するにつれて、増大スピードが落ちていくこともあります。「ゆっくりいこうよ」とがんに語りかけながら、痛みやつらさだけはしっかりケアして、1日1日を着実に生きていくことが大切です。

欧米では良性とされる腫瘍の8〜9割を日本では「がん」と診断

「がんもどき」以前に、「がんの診断」そのものがかなりあいまいです。

がんのはっきりした定義がないからです。

日米で野球のストライクゾーンが異なるように、がんの診断基準も、国によって違います。

傾向として、欧米より日本の方が、がんとされるストライクゾーンが広い。

欧米では良性とされる腫瘍の8〜9割が、日本では「がん」と診断された、という驚きの論文があります。医学誌「ランセット」に、1997年に発表されました。

ヨーロッパと日本の病理医（細胞や組織を調べる専門医）が、胃のさまざまな病変を診断したら、**ヨーロッパの医者が「がんではない」とした33の病変のうち28を、日本の医者は「がん、がんの疑いあり」と見なした**というのです。

また欧米では、臓器の上皮細胞が変化した「異形上皮」や、まわりに広がっていない「非浸潤がん」はゼロ期とされます。

これは死亡リスクゼロの「おでき」扱いです。ゼロ期の病変を「がん」と呼ぶのはやめよう、という動きも起きています。

しかし日本では、異形上皮も非浸潤がんも手術をすすめられます。胃がん、食道がん、前立腺がん、子宮頸がん、乳がんなどはいきなり「全摘手術」……臓器を丸ごと切除されてしまうことも、珍しくない。

失った胃や前立腺は、二度と戻りません。胃を切れば少しずつしか食べられなくなって体力が落ちるし、前立腺を全摘すると、人によっては「オムツ」生活になってしまう。**たかが「おでき」の手術で、一生、大変な不自由と後遺症を抱える**ことになります。

がんと診断されて、痛くもないのに治療のレールにのせられそうになったら断固拒否してください。

これから詳しくお話ししますが、固形がんは、切除手術や抗がん剤では治りません。

良性腫瘍を悪性と誤診する率12%の報告あり

がんの診断がブレるのはもうひとつ、**判断の基準になるのが「がん細胞を採って顕微鏡で顔つきを見る」検査で、病理医によって「見立て」に幅があるから**です。

昔のがん診断は、かんたんでした。たとえば乳房内にかたいしこりができ、大きくなり、皮膚が赤くなるけれども痛みはない。そのうちに皮膚が破れて、白いしこりが顔をのぞかせたところで「乳がん」と診断されていました。

また亡くなった人を解剖すると、ある臓器の大部分と、別の臓器にも白いかたまりがあり、死亡原因になったことがわかる。そういう病変を「がん」と名づけ、最も大きいのを「原発（初発）病巣」、ほかを「転移病巣」と呼ぶことにしました。転移が、判定の決め手になりました。

その「がん」の組織を採って顕微鏡で調べると例外なく、形のくずれた「ゆがんだ顔つき」の細胞が無数にびっしり詰まっていたので「がん細胞」と名づけられました。

正常細胞は形がきれいで「ととのった顔つき」をしているので、一目瞭然でした。

そうやって、がんを肉眼で見てから顕微鏡で確かめている限り、誤診はなかった。

ところが画像検査が発達すると、悪性と思われる腫瘍がいろいろ見つかるようになりました。その細胞を体内から採って、病理医が顕微鏡で「顔つき」を見て、診断基準と一致する特徴があれば、「がん」と認定。そしてたいてい、すぐ切除手術となります。

ところが、**特に早期の大腸がん、子宮がん、乳がんはまぎらわしいがん細胞が多く、同じ病変がA大学病院では「がん」、Bがんセンターでは「良性」とされたりします。ほかに病理医の判断ミス（誤診）も起こります。**

以前、ほかの病院で「乳がんだから乳房全摘」と言われて僕の外来に来た患者のがん細胞を、慶應義塾大学病院のベテラン病理医に再検査してもらいました。すると、10％は「良性」と判定されました。もとの病院にいたら、みんな乳房を全摘されるところでした。このように、いかに多くの女性が、乳房をムダに切り取られていることか。

アメリカのがん医学誌「キャンサー」にも2005年、「がんの初期診断の誤診率は、時に12％にもなる」という記事が載りました。

もうひとつ、**がんの進行度を表す「ステージ」の判定も複雑**です。がんの状態と転移から判断するのですが、**転移が見つかった瞬間、ステージは一気にすすみます。**

歌舞伎役者・中村勘三郎さんは当初、食道がん「ステージ1（がんが粘膜の下の層にとどまる）」と診断されました。ところが、手術直前に肩のリンパ節に転移が見つかって「ステージ3〜4（3＝離れたリンパ節に転移。4＝離れた臓器に転移）」に修正され、外科手術の中で最も大がかりで後遺症の重い、食道全摘術が行われました。その合併症で、肺組織に体液がたまる肺水腫を引き起こし、勘三郎さんは4カ月で逝きました。

何度でも書きますが、**がんをどんなに大きく切り取っても、寿命は延びません。特にお腹や胸を開いて臓器を丸ごと切り取る手術は、体にとって大けがです。**命が縮むだけでなく、「ひどい痛み、しびれ、むくみ」「ろくに食べられない」「呼吸がつらい」「体力が落ちて、しょっちゅう感染症に」といった受難が、しばしば死ぬまで続きます。

「がんの治療で命が延びる」という証拠はない

そもそも「がんの治療」は、なにを根拠に行われているのでしょうか。

「あなたのがんは、放っておくと余命○カ月」とか「今切らないと全身にがんが回って死ぬ」と医者に言われたら「では、がんを放置した人のデータを見せてほしい」と聞いてみてください。医者は絶句するか、「そんなデータ、あるわけない。がんを治療しなきゃ、どんどん悪化して死ぬ。これ、世界の常識ですよ」と目をむくでしょう。

実は「がんの治療で命が延びる」ことを証明したデータは、世界にひとつもありません。

手術や抗がん剤が生まれてから、がんは世界中で手当たり次第に治療されてきました。

それが有効かどうかは、同じがん、同じ進行度の患者を多数集めて「治療したグループVS治療しないグループ」に分けて長期観察し、生存率を比べてみないとわからない。しかし治療しない人はほとんどいないので、比較データがないのです。

でも、手がかりはあります。**たとえばアメリカの有名ながんセンターが、上皮にとどまる初期の子宮頸がんを治療しないで6カ月〜7年以上観察したデータ。67人中明らかに1期（がんが子宮頸部だけにある）に進行したのは4人、不変41人、消失17人。残る5人は「疑わしい浸潤」。誰もがんでは死んでいません。**

つまり医者たちは、「治療しない」患者を見たこともないし、データに目もくれないで「がんを放置したら死ぬ」と頭から決めつけているわけです。

それを頭において、がんの常識を見直すと、おかしなことだらけです。

早期発見・早期治療が大手を振っているのも、そのひとつ。

かなり前から「がんは早期発見・早期治療が大切」「早期発見で、がんは治る病気になった」と言われていますが、１９６０年代から今までの半世紀、がんで死ぬ日本人は増える一方。さらに「日本人の2人に1人が、がんで死ぬ時代がやってくる」と予測されています。

正しくは「今後とも、早期発見・早期治療で、がん死は減らせない」のです。

しかし、がん検診やがん治療にかかわって収入を得ている人は、医師や看護師はもちろん、レントゲン技師から介護士まで含めると500万人以上とも言われます。画像用のさまざまな装置から医療用品、抗がん剤まで、モノやクスリの需要も莫大《ばくだい》です。「胃がん検診、やめましょう」となっただけで、いったいどれだけの人が路頭に迷うかわからない。

だからといって、有害だとわかりきっている検診や治療を続けるのは、愚かです。原発の問題と同じく、国民みんなで「痛み」を分かちあう前提で、命がけで改革しなければならない問題だと思います。

「治療をやめたことを後悔している人は1人もいません」というホスピス医

がんの告知が当たり前になり、治療のことも「医者の説明を聞いて本人が決める」というタテマエになっています。

しかし、現実のインフォームドコンセント（患者が医者から病状の説明を受けて、治療方針に合意する）はほとんど「医者が自分のやりたい治療に患者を誘導し、あとで訴訟などを起こされないようサインさせる説得工作」になっています。

治療が始まってから「こんなはずでは」「もとの体に戻してほしい」と悔やむ患者さんがあまりにも多く、それを主治医に訴えても「すべて自己責任」「決めたのはあなたです」と返されるだけ。この「後悔先に立たず」は、命にかかわります。

がん治療で後悔する原因として、次の6つが考えられます。

①パニック。がんの告知に動転して、冷静に考えられない。

②知識不足。ネットや本でいくらでも情報を集められるのに、調べようとしない。
③治療信仰。医学の力を過信し、「できる限りの治療を」とのめりこむ。
④医者のウソ。自分のやりたい治療に誘導しようと、後遺症や副作用などのマイナス面や、ほかの治療のメリットをきちんと伝えない。
⑤医者の言いなり。「医者がウソをつくはずがない」「お任せしておけば間違いない」「たてつくなんて失礼だ」と、患者の方から命をあずけてしまう。
⑥家族や友人、知人による「手術した方がいいよ」という無責任なアドバイス。

その結果「では来週手術、そのあと抗がん剤を○クール投与します。入院の手続きを」と、さっさと治療のレールにのせられ、あとであぜんとすることになります。

がんは原理的に「早めに治療すれば進行を止められる」病気ではないし、手術や抗がん剤で治るわけでもありません。

外科医として5000人のがんを治療し、ホスピス医として2500人の末期がん患者を診てきた小野寺時夫医師から、こんな話をうかがいました。

「胃かいようの手術中に偶然1センチのすい臓がんを見つけて、この人はラッキーだと思って切除したけど、1年で再発して死去。そんなことがいろいろあって、がんは最初から、運命が決まっていると思うようになりました。痛ましいのは、手術や抗がん剤でボロボロにされた患者さん。貴重な人生の最終章を苦しみぬき、ホスピスに来てからも、手術の後遺症で痛む、抗がん剤の副作用で手足はしびれる、食べても味がしない。悲惨のひとことです。逆に、治療をやめたことを後悔している人はひとりもいません」

スティーブ・ジョブズはがんを手術しない方が長生きできた

まるで都市伝説のように「がんはすぐ切らないと、みるみる大きくなり、進行がん、転移がんに変わって死ぬ」という説が、語りつがれています。

実は、がんが増大するスピードは一般に、世間のイメージよりずっと遅いのです。また増大したとしても、そうかんたんには死なない人の方がずっと多い。

僕の患者さんには、乳がんを治療しないで経過を見た人が70人以上います。そのほとんどは、「直径3センチのしこりが、1年かけて1～3ミリ大きくなった」というような、のんびりペース。3カ月以内にしこりが2倍になった人は、1人だけでした。乳管内にとどまって転移しなかったり、自然に消えたケースも多かった。

早期胃がんを治療しないで観察している人も、20人以上。その大部分は何年たってもがんはたいして大きくならないし、体調もいい。がんが消えてしまった人もいます。また進行がんであっても、前述したように「スキルス胃がんを抱えて3年から10年近く生存」などの例を見てきました。

僕は今、がんの進行度にかかわらず胃を切除するのは間違いで、寿命を縮めると考えています。無治療で様子を見ているとなにも起きないことも多いし、内視鏡手術など、ごく負担の少ない方法もあります。がんとの平和的共存をはかることです。

がんはできるだけそっとしておいた方が、暴れない。

なのに世界中に、がんと闘う患者があふれています。

米アップルの創業者で、天才とうたわれたスティーブ・ジョブズ。

2003年にすい臓がん（進行の遅い特殊なタイプ）が見つかって、医師に手術をすすめられましたが、「体を切り開かれたくない」といったんは拒みます。そして生ジュースを大量に摂《と》る菜食療法、ハリ治療、心霊療法など、あらゆる代替療法を試みましたが、9カ月後の検査で、がんは大きくなっていました。

ジョブズは結局、腫瘍の摘出手術を受けますが、08年に肝転移が見つかり、09年には肝臓移植の大手術をします。しかし翌10年に再発し、11年に死去。生前、がんをすぐ切らなかったことを深く悔やんでいたそうです。天才ジョブズでさえ「肝転移は、最初にがんが見つかるずっと前からひそんでいた」ことを、理解していなかったのです。


がんのカン違いは、根が深い。

僕の知る限り、すい臓にメスを入れた人は傷口にがんが再発しやすく、転移が早まります。また臨床データを見ると、すい臓がんの手術をした人は直後からバタバタ死んでいき、5年生きられる人は100人のうち、1人いるかどうか。なのに患者はロクな説明もなく手術を急《せ》かされ、ムダに命を縮めています。

僕ならジョブズに、「すい臓を切らずに様子をみる、鎮痛剤で症状をやわらげる」等の対処法をすすめたでしょう。その方が長生きできたはずです。

「治療死」が、がんが原因で死んだことになる現実

がん患者の9割は、治療の後遺症や、抗がん剤の副作用で早死にさせられている。

この30年、僕はそう言い続けてきました。

ニュースキャスターの逸見《いつみ》政孝《まさたか》さんは20年前、スキルス胃がんの手術で臓器を3キ

ロも切り取られて衰弱死。また歌舞伎役者の中村勘三郎さんは2012年、食道がんの手術で食道を失ったため、体液が肺に入って肺水腫で亡くなったことは、前に触れました。

どちらも「がん治療死」だったのに、がんで死んだことになっています。

また肺がん治療薬イレッサは、2002年に「夢の新薬」として、さっそうと登場しました。が、間質性肺炎による「副作用死」が続出して、発売半年で200人、10年で850人以上も亡くなっています。途中で、延命効果さえないことがわかりました。

いったいどれだけの人が「がん治療」に殺されてきたことか。

僕が日本のがん治療に疑問を持った最初のきっかけは、胃がんでした。

1973年に医学部を卒業し、慶應義塾大学の放射線科に入って間もないころのこと。

胃の放射線診断学をきわめようと、医学専門誌「胃と腸」(医学書院)のバックナンバーなどを買いこんで、独学していました。

臨床では、胃がん検診で要精密検査になった人の画像診断などをするうち、「早期胃がんは、なかなか大きくならない」ことに気づいていました。

そんなとき、胃がんの貴重な研究データを見つけました。そのデータでは日本人15人の早期胃がんをしばらく放置・観察して、成長スピードを計算していました。

結果は、がん細胞の数が倍になるまでに555日から3076日。

これは、直径1センチの胃がんが命を奪う10センチに育つまで、5550日（15年）から3万7760日（80年）という、超のんびりペースです。しこりが胃の出入り口をふさぎかけたら、放射線をかければすき間を作れるので、さらに延命できます。

当時、早期胃がんは手当たり次第に切除されていました。胃を丸ごと切り取る全摘になることも多く、すると患者は体重が20キロ以上も減って、げっそりやつれてしまう。傷の癒着《ゆちやく》による腸閉塞《ちようへいそく》、食べたものが小腸にストンと落下して腹痛に苦しむ「ダンピング症状」などの後遺症も、数えきれません。

あわてて胃を切らない方が、長生きできることが多いのではないか。

おとなしいがん、のんびりがんが、かなりたくさんありそうだ。

医者になってすぐ心に芽生えた疑問から、「がんもどき」の発想が生まれました。

ポリープは、がんにはならない

胃や大腸には、ポリープと呼ばれるおできがよくできます。粘膜が部分的に盛り上がったもので、形はさまざま。大きさも数ミリから数センチまでマチマチです。内視鏡で切除して病理検査をすると、ほぼ「良性」の診断がつきます。

以前は「ポリープを放っておくと悪性の早期がん（粘膜内がん）に変わり、まわりの組織に広がる（浸潤）。やがて進行がんになってしまう」というのが世界の定説で、見つかるといちいち切除されてきました。

しかし、説明のつかないことがたくさんありました。ポリープを切っても切っても、がん死は減らない。また「ポリープが進行がんに変わる途中の病変」も見つからない。

やがて、日本の研究者が「正常に見える大腸粘膜の中に、平たくて正常粘膜とそっくりの早期がんが生まれ、いきなり進行がんになる」という論文を発表すると、世界中から注目が集まりました。「ポリープが、がんに変わるわけではない」と考えれば、すべてのつじつまが合うからです。

これは、「本物のがんは、生まれたとたん転移し始める」という僕の考えと一致します。

がんの早期発見・早期治療の土台は「大腸ポリープを放っておくと、がんに変わる。同様に、ほかの早期がんも放っておくと進行がんに変わる」という考え方でした。

その土台がくずれたのです。

しかし、内視鏡検査でポリープが見つかり、医者に「がんに変わることがあるから」と言われて切っている人、その後も検査に通い続けている人は、とても多いですね。

歌手の和田アキ子さんは07年、08年、10年、12年とひんぱんに大腸ポリープを切除していることを、公表しています。多いときは1回で7つも切っています。

内視鏡を使った治療の事故率は、10万件あたり400件（0・4％）前後。

特に大腸はくねくね曲がっていて、内視鏡を入れただけで穴があきやすいのです。

それがもとで腹膜炎になったり、亡くなった例もあります。

ポリープを切っても、体を痛めるだけだと思います。

「がんもどき」は、なにもしなくてもしょっちゅう消える

これでがんが消えた、治った、という話は、世の中にあふれています。

でも「がんもどき」は、しょっちゅう自然に消えるものなのです。

一方、全身に転移したがんが消えたとか、末期がんで死にかけていたのに完治した、と医学的に証明されたケースは、10万に1つか2つしかありません。

僕は数万人のがん患者を診てきましたが、進行がんが消えたケースは見たことがない。

玄米菜食、野菜ジュースなどの食事療法やサプリメント、漢方、温熱療法、免疫療法、鍼灸《しんきゅう》その他で、「がんが消えた」「奇跡の生還」などと世間で語られているのはすべて、「診断が甘くて、実はがんではなかった」か、「がんもどき」の話です。

たとえば「免疫療法はがんに効く」というイメージを世にひろめた、丸山ワクチン。この半世紀で、がん患者40万人が利用し、今も有償で配布されています。

しかし、開発者・丸山千里《まるやまちさと》医師の著書には、単に軟骨が石灰化したのを「がんの転移」と呼び、丸山ワクチンを投与したら「消えた」とか、放射線治療のあと丸山ワクチンを投与して「効いた」と称するなど、目を疑うような「根拠」が堂々と並んでいます。

早期がんの手術をさせるために、医者が「余命3カ月」と言ったのを、患者が真に受けて「末期がん」と思いこむケースもよくあります。

僕はこの目で、「がんを治療しないで様子を見ていたら、いつのまにか消えてしまった」ケースを、数えきれないほど見てきました。

乳がんと胃がんのことは前述しました。ほかに、主治医として経過を見た子宮頸がん患者は、ゼロ期（がんが子宮頸部の上皮内にとどまる）から1b期（がんの大きさが4センチ以上）まで十数人。その中で、ゼロ期と診断した数人のがんは自然に消えました。

がんを大きく切っても、なにもしなくても、生存率は同じ

がんの治療法がなかった時代の、興味深いデータがあります。

イギリスで1803〜1933年に、乳がん患者250人を観察した記録。

レントゲンもない時代で、がんと診断がつくのは、しこりがかなり大きくなるか、皮膚を突き破ってからでした。

そこからの**5年生存率が18％。10年生存率6％。**最長18年生きた人もいました。

1900年代に入ると、がんの手術法が生まれて「疑わしきはすべて切る」時代に。乳がんと見れば乳房をあばら骨ギリギリまでえぐり取り、リンパ節もごっそり取る「ハルステッド手術」の全盛期が、70年間続きました。ハルステッド自らが公表した420人の生存率は、手術で亡くなった人4%。**5年生存率18%、10年生存率は6%。**

大きく切っても、なにもしなくても生存率に差がないことがわかって、今は、腫瘍だけをくりぬいて乳房を残す「乳房温存療法」が主流になっています。

しかし「がんは早く見つけて切れば治る」という思いこみは、かんたんには解けません。

拙著『「余命3カ月」のウソ』（ベスト新書）の事前アンケートでも、8割近くの人が、「がんは早期発見が大事」「切除手術をすすめられたら受ける」と答えていました。

がんになった芸能人もよく「去年、検診を受けなかったことが悔やまれる」「人間ドックで小さいがんが見つかって内視鏡で取れた。ラッキー」などと発言しています。

お笑い芸人の宮迫博之《みやさこひろゆき》さんが2012年末に胃がんの手術をしたときは、親族が

「初期で発見されて、本当に幸いでした。医者からは、〝発見があと半年遅かったら、もうどうなってたかわからん〟って言われたらしいから……」と語っていました。

医者自身が「がんの早期発見・早期治療幻想」を盛大にふりまいているのです。

かつて、世界中の人々が地球は「平ら」と信じ、「地球は丸い」という主張は長い間、異端とされました。聖書の「天地創造」は、平らな大地が前提です。そこが揺らぐとキリスト教会の権威も揺らぐから、世界の教会がスクラムを組んで、幻想を守ったのです。

そして今、こんなに文明が発達しても、世界中の人々が、がんの真実から目をそらさせられています。たとえばアメリカの最新の調査でも、肺がんで転移があり、抗がん剤治療を受けている患者の7割、大腸がんは8割が「抗がん剤で治る可能性がある」と信じていました。

どこの国の医者も、製薬会社も、患者にはできるだけ長期間、治療を受け続けてほしい。だから「抗がん剤で、がんが一時的に小さくなることはあっても、がんを治す力はない」という事実について、はっきり言わないのです。

がんについての世間の「常識」を、ここでいったんすべて、白紙に戻してください。

世界にひとつだけの、奇跡的な臨床研究

僕が名づけた「がんもどき」理論は、日本のがんの専門家たちからは20年以上「極論」「異論」「証拠がない」「がんが善悪にスパッと分かれるわけがない」「治るはずの早期がんを放置するのか」「近藤教」などと、非難ごうごうです。

そうかなあ。世界中のデータを見わたして、合理的に考えると、「治るはずの早期がん」とか「早期治療で治ったがん」というのは「がんもどき」で、治療はムダとしか言いようがありません。

理屈だけでなく、23年間、１５０人以上のがん放置患者を診てきたから、明言できます。

１９８０年代に執筆活動を始めると、僕の外来には「治療を受けたくない」「がんを放置して様子を見たい」という人が、よく訪ねてくるようになりました。

がんの種類は胃がん、肺がん、前立腺がん、乳がん、子宮頸がん、膀胱がんなど多彩で、進行度も早期から末期まで、さまざまでした。

診察の結果、これは治療の必要がないと判断したら、定期的に経過を見ました。

一方、痛い、苦しい、ひどい血便、「しこりが触れて気になる」などの、ＱＯＬ（生活の質）を下げる症状があったら、僕の方から治療をすすめてきました。

これは、世界にひとつだけの、ある意味で奇跡的な臨床研究です。

なぜなら慶應義塾大学病院は、臓器切除を主軸としたがん治療を推し進める大学病院です。そんな巨大医療施設の内部で、組織検査でがんと確認されたのに「治療しない」患者の経過を、定期的に23年も観察してこられた医者は、ほかにいるはずがないからです。

このことの「証人」にも事欠きません。内視鏡から胃レントゲンまでさまざまな定期検査を担当した医者や病院スタッフが大勢いるし、新聞社や出版社の記者が患者さんや家族の許しを得て、詳しい聞き取り取材も重ねています。

患者の再診時には検査をしないことも多く、すると病院に入る収入は1人につき、700円。

こんな診療行為を許してくれた、慶應義塾の「自由」「独立自尊」の精神に感謝します。

『白い巨塔』のモデルとなった元教授と、「がん放置療法」をめぐる大激論

それにつけても、「がんもどき」という言葉は、同業者の神経をさかなでするようです。

僕は1996年に『患者よ、がんと闘うな』(文藝春秋)を出版しました。

がんを根拠もなく大きく切り取る拡大手術や、苦しんで命を縮める抗がん剤治療を、

この世からひとつでも減らしたかった。本はベストセラーになり、がんの専門家たちとの「がん論争」が巻き起こって、社会現象と言われました。

しかし、その実体は「がんもどき論争」でした。肝心の「がん手術と抗がん剤への批判」についての反論はなく、みんなオニ退治のように「がんもどき退治」にやっきでした。

今も思い出すのは、ある研究者の「がんもどきは、おでんの中でしか見たことがない」という、学会での発言。新聞にも載って、「なかなかうまいこと言うなあ」と、クスッと笑ってしまいました。彼は自らの直腸ポリープを切ったら、がん組織が見つかっていた。

「早期発見されたがんと、治ったがんが『がんもどき』なら、私のがんは『がんもどき』になってしまう」とも発言されました。

僕に言わせれば、ポリープがんは100％「がんもどき」。彼は今も健在です。

そして**2013年の夏、「週刊朝日」に、「根拠のないがんもどき理論を撤回せよ」と僕に迫る「果たし状」が届きました。**

送り主は大阪大学医学部第二外科元教授で、日本外科学会会長も務めた神前五郎《こうさきごろう》氏、94歳。何度も映画、ドラマ化されている医療小説『白い巨塔』の主人公のモデルとされるかたです。

僕は対談を申し出て、神前氏が入院する大阪の病院を訪ねました。「ついに直接対決が実現！　がん放置療法をめぐる大激論」として一部始終が、「週刊朝日」に載りました。

実際の対談では、僕が「がんもどき」理論の根拠とする論文やデータを提示するたび「これは例外」と否定されてしまい、統一見解には至りませんでしたが、収穫がありました。

まず、神前氏の「胃がんの実態を解析したら、すべて早期がんの時期を経て、次々と本物のがんとなり、がん死をもたらしていた」という説に対して、「それで早期胃がんは手術されているわけですが、早期胃がんが大きくなって転移して、死んでしまうことを示すデータは出ていません」と伝えられたこと。

そして神前氏の「**私は手術のとき、腹膜播種《ふくまくはしゅ》（種を播《ま》くようにがんが腹膜にばらま**

かれる）の斑点を見つけたら、その時点で手術をやめる。がんに手を加えると増殖してしまう。そのままお腹を閉めると、割合がんはおとなしい」という、手術によって時にがんが暴れることを認めた告白を聞くことができ、「それは慧眼《けいがん》ですね。私も賛成です。腹膜播種があるのに、手術してはいけない」と言って、握手できたこと。

直後に神前氏が「ただし、お腹を開けてみないとわからない」、僕が「それには反対」と、また平行線に戻ったのですが、有意義な「対決」でした。

がんは痛まず安らかに死ねる病気

がんは本来、とても安らかに死ねる病気です。

原理的に、がんを放置すれば、痛まず、苦しまずに死ねるようになっています。

その理由をお話しします。

昔の日本には、医者にかからず自宅で「老衰死」する人が大勢いました。年を取り、少しずつ弱って食が細り、ローソクの炎がスーッと消えるように永眠。

その多くは、がんによる衰弱死だったと思われます。

特別養護老人ホーム医の中村仁一《なかむらじんいち》氏によれば、彼が診た、52人の「がんを治療しなかった」お年寄りはすべて最期まで痛みを訴えることなく、モルヒネも全く必要なかったそうです。がんの種類は胃がん、肝臓がん、肺がん、大腸がん、乳がん、前立腺がん、すい臓がん、膀胱がん、喉頭がん、多発性骨髄腫、急性白血病など、さまざまでした。

また僕が診てきた、体力が充実した世代の「がん放置患者」たちも、痛みで七転八倒したという話は皆無。もし痛んでもモルヒネなどでしっかりコントロールして、安らかに人生をしまわれています。

なぜ安らかなのか。**がんで死ぬ理由は、前述したように、がんそのものが毒素を出すのではなく「重要臓器でしこりが大きくなり、機能を止める」せいだから。**

本物のがんをとことん放置したらどうなるか

では、最後までがんを治療しないと、どうなるでしょう。

胃がんや食道がんでは、増大したがんのしこりが胃や食道の中をふさいでいきます。完全に食べものが通らなくなると、やせて骨と皮だけのようになって、最期は意識が薄れて亡くなります。**これはゆるやかな餓死で、痛みはありません。**

がんの治療法がなかった１９１３年、元首相・桂太郎《かつらたろう》が胃がんで亡くなった経緯が、新聞に詳しく載りました。

前年の３月から食欲が落ちたものの、ほかに異常はなく、13年春から貧血と衰弱が目立ち始めて、６月に胃の上部に触れるしこりを認めています。やがて流動食しか摂れなくなり、寝つきますが、痛みや吐き気を訴えたことはなかったそうです。見舞い客をいつも笑顔で迎えて、意識は最期まではっきりしていました。10月10日のお昼ごろ昏睡状態となり、深夜に亡くなっています。

今は栄養補給のやりかたがいろいろあるので、同じ胃がんにかかって放置した場合、当時よりかなり長く生きられます。**ふつうに暮らしながら少しずつ弱っていき、最期に意識が薄れて永眠。これは、多くのがん死に見られるパターンです。**

たとえば脳腫瘍では、しこりが大きくなると、脳の組織が頭蓋《ずがい》に押しつけられて死滅していきます。すると全身の機能のコントロールが利かなくなって、しだいに動けなくなり、意識も混濁《こんだく》して亡くなります。

肝臓がんでは、しこりが増大して正常な肝組織が8割やられると「肝不全」に陥り、体内の老廃物を処理できなくなって死に至ります。このとき老廃物は脳にも作用し、眠るような最期になります。

また胆管内にがんができると、肝臓で作られた胆汁がせき止められ、ビリルビン（赤血球中のヘモグロビンが壊れてできる色素）が全身の血液に逆流します。それが、体内の組織にたまると「黄疸」が出て、やはり意識が薄れて死に至ります。

膀胱がん、子宮頸がん、前立腺がんの場合も、しこりの場所によっては、尿がせき止められて老廃物が体内にたまり、尿毒症（腎不全状態）を引き起こして死に至ります。ここでも老廃物が脳の麻酔として働くので、穏やかに逝けます。

がんは「痛みにのたうち回って死ななければならない」と思われています。それは、「がんの治療」のせいです。手術で神経を傷つけられたり、傷が癒着したり、抗がん剤をくり返し打たれた副作用によって、むごい苦痛が引き起こされるのです。

第2章

アンジェリーナ・ジョリーの真似はするな

37歳の乳房切除で運命は変えられるか

がんという病気を、いかに世界中の人がカン違いしているか。

そのとてもわかりやすい例がハリウッド女優、アンジーことアンジェリーナ・ジョリーの「将来の乳がん予防のための、乳房切除」という選択です。

米国では乳がん患者の5～10％に強い遺伝性が見られます。変異遺伝子が影響していてがんの進行が早く、切ってもすぐ再発しやすく、卵巣がんも併発することが多い。

アンジーの母親は乳がんと卵巣がんを発症して、10年近く闘病して56歳で亡くなり、母方の祖母も卵巣がんのため、40代で亡くなりました。

２０１３年5月、アンジーはニューヨーク・タイムズにこう寄稿しました。

「子どもたちから、『ママにも同じ（がんで死ぬ）ことが起きるの？』とたずねられましたが、いつも『心配しなくていいのよ』と答えてきました。しかし真実はこうです。遺伝子検査をしたら、わたしには乳がんと卵巣がんのリスクが高くなる、遺伝子の変異があった。乳がんになる確率が87%、卵巣がんは50%と診断されました。それで、まず乳がんのリスクを少なくするための予防措置を取ることに決めたのです」

奇《く》しくもアンジーの叔母も乳がんのため、同じ２０１３年5月末に、61歳で亡くなりました。

乳がんは、乳房の中に張りめぐらされた乳腺にできます。そこで彼女は、乳頭と皮膚だけ残して乳房の中身をそっくり取り、代わりにシリコンなどを詰める乳房再建手術を受けました。

そして「乳がんになる確率を87%から5%以下に下げました。女性として、なにかを失ったという気持ちはありません。乳がんにおびえている多くの女性たちに、乳房切除手術という選択肢があることを伝えたくて」公表に踏み切ったと記しています。

その決断を「勇気ある選択」と称《たた》える声は多いですね。彼女が遺伝子検査をしたメーカーの株価が、手記の発表直後に急騰、というニュースも流れました。

ところで、アンジーは本当に乳がんのリスクを下げられたのでしょうか。

37歳で乳房を切り取ったことで、運命を変えられる可能性はあるのでしょうか。

はっきり言って、どちらもほとんど期待できません。

乳がん死は99％、肺や肝臓への転移が原因

まず、アンジーが「乳がんのリスクを5％に下げた」と言っているのは、がんができる乳腺をほとんど切除したという意味。「皮膚の裏側などに取り切れない乳腺があるから、リスクが5％残る」と、医師に説明されたのでしょう。

そう単純にはいきません。前述のように、**本物のがんは0・1ミリ以下から転移を**

切り取られたアンジーの乳房に、がん細胞は見つからなかった。

それで本当に95％、乳がんにならない……つまり乳がんで死なないのでしょうか。

始め、「早期発見」されたときには、がんの誕生から10～30年もたっている。

乳がんで人が死ぬのは99・9％、肺や肝臓などに転移するからです。

乳がんを放置すると、しこりが直径15センチ以上にも育ち、皮膚を突き破ることもあります。けれども、それでは人は死なない。**命にかかわる臓器、たとえば肺に転移・増大して呼吸困難で亡くなったり、肝臓に転移して肝機能が落ちて亡くなります。**

アンジーの母親は40代で乳がんが見つかり、50代で亡くなりました。それを避けたいなら、**がんは最長、見つかる30年前に生まれるから、アンジーは10代で乳房を切っておく必要がありました。さらに乳がんには卵巣で分泌される女性ホルモンが深くかかわるので、卵巣も切除しないと不十分です。**10代で乳房と卵巣を予防切除しておけば、40代で乳がんになるリスクは、さすがにほとんど消えるかもしれない。

しかし、そんなことをしたら、結果的に命を縮めます。

まず、メスの入った傷口が癒着したり、感染症などが起きやすくなります。医学誌「ランセット」には「卵巣など、骨盤内の婦人科の臓器を切ると癒着して腸閉塞などの合併症を引き起こしやすく、10人に3人は10年以内に再手術が必要になる」という報告が載りました。

また女性ホルモンは、月経・出産に加え、脳や血管、骨、自律神経などにも作用して、健康をつかさどっています。10代で卵巣を失うと、心身のバランスがくずれやすくなります。さらに乳腺の神経が切断されるので「乳房の感覚が失われる」「異和感が続く」などの後遺症が起きます。もちろん妊娠・出産の可能性も閉ざされる。

人生のどの時期でも、健康な乳房などを切り取って寿命が延びることは考えられません。

当時の非常識、今は常識の「乳房温存療法」を、最初に僕の姉が受けてくれた

乳がん治療については1980年代にかけて大規模な比較試験がいくつも行われて、「乳房を切り取っても残しても、治療成績には差が出ない」ことがはっきりしました。かくて、腫瘍をくりぬいて乳房を残す「乳房温存療法」が、世界的に乳がんの標準治療に。

しかし、外科医の力が強い日本では子どもにもわかるこの真実が隠され、２０００年近くまでは63ページで触れたハルステッド手術が行われ続けました。

僕は１９７９年から1年間アメリカに留学したときに、乳房温存療法のことを知りました。でも帰国すると、日本ではあいかわらず、乳がんといえば全員がおっぱいを丸ごと切り取られたり、リンパ節までえぐられていました。

そして１９８３年、僕の姉が乳がんとわかったときに、欧米の治療成績を見せて話をしたら、温存を選んでくれた。姉は僕の乳房温存療法の最初の患者で、30年たった今も元気です。

しかし当時、日本に乳房温存療法を広めようと、いくら医療界に呼びかけても、論文を書いても、なにも変わりませんでした。

これは患者に直接訴えるしかないと思い、１９８８年に「乳ガンは切らずに治る――治癒率は同じなのに、勝手に乳房を切り取るのは、外科医の犯罪行為ではないか」という論文を、月刊「文藝春秋」に発表しました。記事は反響を呼び、僕の外来に来て乳房温存療法を選んだ患者さんは３０００人以上。

今では乳がんが見つかった日本女性の6割以上が乳房温存療法を選び、標準治療になっています。

この乳がん手術史からわかるのは「がんは、臓器を切ってどうなるものじゃない」ということです。

しかしアメリカでは、がん切除が大ブーム。乳がんになりやすい遺伝子を持っていないのに予防切除をしたり、片方の乳房ががんになると、両乳房を切り取ったり。胃がんになりやすい遺伝子を持つ一族15人以上が「みんなで切ればこわくない」とばかり、健康な胃袋を揃って切り取ったというニュースも伝えられています。

また日本では今もさまざまながんの手術で、リンパ節までごっそり切り取る「郭《かく》清《せい》」が行われています。

ハルステッドの「疑わしきは切る」拡大手術が、亡霊のように、世界中のがん治療に今も大きな影を落としているのです。

マンモグラフィで乳がん患者が激増

　盛んに行われている、乳がんのマンモグラフィ検診にも、近づかないことです。

　下の図表２を見てください。２００４（平成16）年の乳がん罹患率が、１９７５～２０００年に比べて、飛び抜けて高くなっています。

　乳がん患者は１９７５～２００４年の29年間に約４・５倍にも増え、特に２０００～２００４年は突出しています。ピンクリボン運動が繰り広げられて、マンモグラフィ検診が盛んに行われるように

図表2◉年齢別乳がん罹患率の年次推移

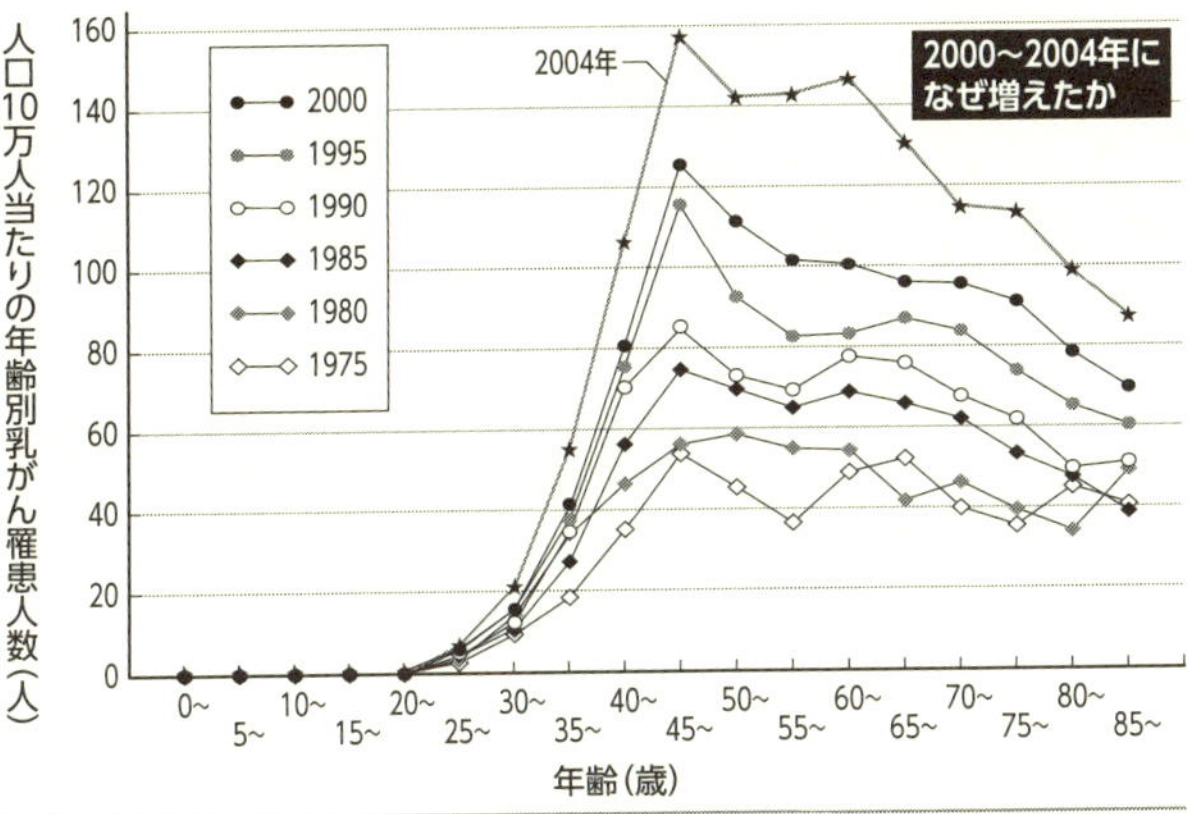

資料：国立がん研究センター・がん対策情報センター

なったせいです。

しかし、乳がんで死ぬ人はちっとも減っていません。

あるとき、僕のセカンドオピニオン外来にみえた患者さんが怒っていました。乳房が腫れたので病院に行ったら「念のためがんの検査を」と医者に言われ、マンモグラフィ、CT、細胞診など次から次に受けさせられたとのこと。そのたびに医者は「がんが出ないかなあ、出ないかなあ」とつぶやき、まるで当たりクジを待ち受けるような口ぶりだったそうです。

そして「3回のうち1回、がん細胞が出た。9割、がんだ。どんどん広がるから、治療しないと5年、10年の命。今は切れば治るから、全摘した方がいいな」と強引に手術をしようとしたと聞きました。

でも、これは「がんもどき」。僕はその患者さんに「切る必要はない」「がんと診断されたことは忘れなさい」とアドバイスしました。

多くの医者にとって、「このがんは本物か、もどきか」なんてどうでもいい。とにかく1人でも「がん」と診断のつく患者が増えて、手術を決意してほしいのです。

がんと闘い続けた、島倉千代子さん。その真相は……

がんもどきで歌手生命を縮めたのは、「人生いろいろ」など多くのヒット曲で知られる島倉千代子さん。２０１３年11月8日、肝臓がんのため75歳で亡くなりました。晩年の20年は、乳がん、肝臓がんとの闘いの日々でした。

しかし、少なくとも乳がんは、明らかに「がんもどき」でした。

なぜなら島倉さんの肝臓がんは２０１０年に見つかり、「肝動脈塞栓《そくせん》術（栄養や酸素を肝臓がんに届ける動脈をふさいで、がんを栄養失調死させる治療法）」が3回ほどこされていますが、この治療法は初発の肝臓がんにしか通用しません。つまり、乳がんが転移したわけではなかった。そもそも、前にも触れたように、症状がなくて検診で見つかる乳がんは99％、がんもどきなのです。

島倉さんは人間ドックで「乳がんもどき」が見つかって無意味な治療をされたために、歌手としての円熟期に、はかり知れないダメージをこうむりました。

１９９３年、55歳を目前に、検診で左胸に見つかった「早期乳がん」。「悪性腫瘍の疑いがある。手術をしないとダメです」と医者に言われて、胸だけでなく、わきの下のリンパ節も一部切り取られ、さらに転移予防のためと放射線治療も受けています。

島倉さんは生前、「乳がんの告知と治療」によって、身も心も、歌手としてのプライドもズタズタになったことを、さまざまなメディアで告白しています。

乳がんと告知されてからずっと「あすにも死ぬのではないか」とおびえ続けたこと。リンパ節切除の傷の痛みと「手が上がらない」後遺症に、大変苦しんだこと。放射線治療のため、声が思うように出なくなり、それまでの完璧主義をあきらめたこと……。

症状もないのに行われる「がん治療」は、無実の罪で体の一部を死刑にするのに等しい大罪です。

第3章

がんで長生きしている3ケースと、早死にした3ケース

「がん」と診断されて、あっという間に亡くなる人。驚くほど長生きする人。どちらもたくさん見てきました。ここでは、がんで長生きしている3ケースと早死にした3ケースをご紹介します。

早死にしないケース 1

前立腺がんと診断されるも、13年間経過観察

今まで、どれだけの役者が、元気なのにがんが見つかったために、映画や舞台を降板せざるをえなかったことでしょう。役者にとっては演じることが人生。降板は、命を縮めることと同じです。

2013年9月、俳優の北村総一朗《きたむらそういちろう》さん（78歳）が前立腺がんの治療のため、舞台を降板しました。8月中旬に都内の病院で前立腺ポリープ内視鏡手術を受け、病理検査をしたら前立腺がんが見つかって、主治医は「早期の前立腺全摘出手術が必要」。それで稽古ができなくなったことが原因でした。

本人は、久しぶりの出演を、強く希望していたそうです。

本書でくり返しお伝えしているように、がんでは臓器を切り取ることと、治る、治らないは全く無関係です。

一方、とりわけ北村さんのように高齢の方が臓器を切り取る大手術をしたら一気に体の抵抗力が落ちて、感染症などに、とてもかかりやすくなります。

後遺症や合併症も、治りにくい。主治医はなにを考えているのかと、憤りを覚えます。

中高年男性に、「PSA発見前立腺がん」が激増しています。PSAは前立腺特異抗原。**PSA値が4を超えた人に精密検査を行うとよくがん細胞が見つかりますが、その9割以上は「がんもどき」。2011年、米国の予防医学作業部会は「PSA検査が死亡率を下げたという証拠は見つからない。PSA検査はすすめられない」**という勧告案をまとめています。

Aさんは60歳の職場健診で「PSA値が10で異常」と言われ、針生検でがんと診断されました。泌尿器科の医者は「すぐ手術を。ホルモン療法もあるが、数年で効かなくなって寿命が縮む」と宣告。さっさと手術日まで決められたことに反発したAさんは、僕の外来へ。

僕は「PSAの値だけで治療を始めるのは考えもの」と言い、Aさんは無治療で様子を見る決心をされました。

AさんのPSA値は3年で20を超え、多少上下しながら13年後の2013年には200を超えました。しかし自覚症状もなく、ふつうに生活されています。

多少上下しながらPSA値が上昇するのは、「もどき」の可能性が高いのです。本物の前立腺がんなら、直線的に上昇しますから。

前立腺がんの転移は、骨盤や脊椎の骨が圧倒的に多いので、腰痛などの症状が出てから治療を始めようとハラを決めると、「PSA発見前立腺がん」の95%以上は、一生治療を受けずにすみ、寿命をまっとうできます。

早死にしないケース 2

子宮頸がんと診断され、「がん研有明病院」では子宮摘出等を推奨

　診断時40歳の女性患者の希望で2年間、子宮頸がんの様子を見ました。彼女はその前に「がん研有明病院」で「普通は子宮摘出。手術以外の方法でするなら他へ行ってください」と言われたそうです。２０１１年には1b（がんの大きさが4センチ以上）〜2期（がんが子宮頸部の外に広がっているが、骨盤壁まで、または膣《ちつ》の下3分の1までは達していない）に近づいたので、僕は「1b段階で他臓器転移がなくても、将来、出血と腎不全で死亡するリスクがあるので」と、放射線治療をすすめました。「がんもどき」でも治療した方がいい場合もあるのです。1b〜2期の日本の標準治療は「広範囲子宮全摘手術」ですが、世界のスタンダードは放射線（単独）治療になっています。

広範囲子宮全摘手術は、子宮・卵巣・卵管・膣・靭帯《じんたい》・リンパ節などを広く切除するので「足がむくむ」「排尿困難」「腸閉塞」「膣が短くなり、性交不能に」など合併症・後遺症がひどく、術後、「人生が変わってしまった」と女性たちを嘆かせる手術です。

放射線は外から骨盤に照射すると同時に、子宮内部にも線源を入れる治療法。２カ月近くかかりますが、通院ででき、子宮を残せます。１９９７年のイタリアでの比較試験では、1b～2期の治療法として、「広範囲子宮全摘手術と放射線治療の生存期間や再発率は同じ」「合併症は放射線治療の方が少ない」という結果が出ています。

早死にしないケース３

マンモグラフィで乳房全摘手術をすすめられるも、放置して23年経過

診断時46歳だったCさんは、マンモグラフィによる病理検査の結果、医者に「がんの芽がある。乳房全摘手術を」とすすめられましたが、拒否して僕の外来へ。

僕は「乳管内にとどまる非浸潤性乳管がんで、3センチの範囲で腫瘍内石灰化を認めるけれど、これは〝がんもどき〟だと思う」と判断しました。

Cさんは様子を見ながら半年に1回受診されていましたが、なにも起こらないので年1回に。それも必要なさそうなのでナシにして、放置から23年、お元気です。

前述のように、しこりがなく、マンモグラフィでしか見つからなかったがんは「もどき」です。2009年、**米国予防医学作業部会は「マンモグラフィによる乳がん検診は40代の女性にはすすめられない」と勧告しました。**僕は年齢を問わず、すすめません。

マンモグラフィで「非浸潤がん」と診断された人には「がんを忘れて生活しなさい。二度とマンモグラフィを受けてはいけない。石灰化は老化現象で、死ぬまで残るから」とアドバイスしています。

早死にしたケース1

肺がんと診断され、抗がん剤治療2カ月半で逝った梨元勝さん

「高校の修学旅行以来、一本もタバコを吸ってないのに、肺がんになって恐縮です！この先すぐに命に関わる状態ではないと言われています。6月14日から抗がん剤の点滴を始めましたが、少し体がだるい程度です」

これは芸能レポーターの故・梨元勝《なしもとまさる》さんが、入院直後にメディアに語った言葉。病床でも取材を精力的に受け、2台の電話は鳴りっぱなし、ツイッターもまめに更新して、ふだんとほとんど変わらない仕事ぶりでした。

しかし、肺がんと診断されてわずか2カ月半で急逝します（享年65）。玲子夫人は産経新聞に「抗がん剤治療」への疑問を呈しています。

「治療法はあれでよかったのか。もっと苦しまない方法があったのではないか。せきが止まらず病院で検査入院をしたのが、2010年4月末。肺炎と診断され、退院しステロイドの飲み薬をもらって仕事を続けた。1カ月後も症状が変わらず、再入院。病院からは『ステージ4の、治らない肺がん。抗がん剤治療をしないと3カ月の命』と言われたが、結果的には治療をしても2カ月半だった。抗がん剤を使って1週間で口内炎、味覚障害もあり、最後の1カ月はほとんど食べられなかった」

肺がんにはいろいろ種類があり、梨元さんは、小細胞がんと他の複数のがんが交ざっているタイプだったそうです。このタイプの肺がんにマニュアルどおりの抗がん剤は効かず、平均的な生存期間などのエビデンス（証拠）もありません。

しかし、**僕の「がん放置」患者で、今日ふつうに歩いて病院に来られた人が、一年以内に亡くなったケースは、皆無です。**梨元さんの急逝は、抗がん剤が原因ではなかったかと惜しまれてなりません。

早死にしたケース2

食道がんと診断され、大手術と抗がん剤治療4カ月で逝った中村勘三郎さん

医者の悪意を、死をもって示したのが、歌舞伎役者の中村勘三郎さんです。

2012年6月、人間ドックで「初期の食道がん」が見つかり、リンパ節転移も見つかって、7月末に大手術をして食道をすべて摘出。4カ月後の12月5日、無念の死を遂げました。

勘三郎さんが受けた手術は「食道を大部分切り取り、胃を細長く持ち上げて、残った食道とつなぐ」という、外科手術の中でも大変大がかりでリスクの高いもの。術後の経過が悪くて亡くなる可能性だけで5～10%もあります。

放射線治療なら死ぬリスクはほとんどなく、食道は残り、生存率などの治療成績も、手術と同じか、それ以上です。

勘三郎さんは抗がん剤でがんを縮小させたあと、手術に臨みました。手術入院の前日にはゴルフコンペで準優勝するほど、元気そのものでした。

そしてその日、テレビの取材チームに、不安な胸の内を語り続けていました。亡くなったあと、そのときの勘三郎さんの肉声が追悼番組で流れました。医師団から「放射線治療は再発しやすい」「手術すれば、新歌舞伎座のこけら落としには出られる」「勝ちに行きましょう」などと説得され、手術を受け入れたものの、勘三郎さんは胸騒ぎがしたのでしょう。

「もっと、いろいろな医者の意見を聞いた方がいいのかもしれない」「(食道と声帯は近いから)声が出なくなるんじゃないかとか、心配はある」「(余命が短いなら)そうと、はっきり言ってほしいんだ。(後進に)伝えなきゃいけないことが、まだまだいっぱい残ってる。やりたいことが、いくらでもある。1日でも長く生きたい」と、ギリギリまで悩み続けていました。

医師団が勘三郎さんに告げた「放射線治療は再発しやすい」、というのは言葉のトリックです。手術で食道を切り取ってしまえば、食道がなくなるのですから、そこにがんは再発しようがない。しかしメスの入った傷口にはがん細胞がはびこりやすく、僕が「局所転移」と呼ぶ再発が起こりやすい。5年生存率などの治療成績は、手術も放射線治療も変わりません。

また実際には、食道を切り取ったらやせ衰えて、舞台復帰は無理です。転移があったら、完治する見込みはありません。

勘三郎さんが食道がんを治療をせずに放置していたら、いずれは「食べ物などがのどを通りにくい」などの自覚症状が出たと思いますが、あと2~3年は生きられたでしょう。もちろん新歌舞伎座のこけら落としにも出演できました。

がん検診を受けてがんが見つかると治療に走ってしまう、これは多くの人が陥りやすい間違いです。

医者にかかるのは、自覚症状が出てからで十分です。

中村勘三郎さんへのセカンドオピニオン

もし生前の勘三郎さんに僕のセカンドオピニオンを伝える機会があったら、こうお話ししていたでしょう。

①そもそも人間ドックを受けなければよかった。そうしたらがんが見つかって悶々《もんもん》とすることもなく、仕事もプライベートも今までどおりできたのに。僕は医者ですが、40年以上、検診を受けていません。百害あって一利なし、だと思うからです。

②がんの平均的な進行スピードから言うと、勘三郎さんの食道がんは半年〜1年で2倍になる程度。それでも自覚症状はなく、変わらず演じ続けられるでしょう。

③僕の「がん放置」患者さんは、肺がんが末期で見つかって、すでに全身に転移して

から4年近く生きたり、悪性のスキルス胃がんでも10年近く生きたりしている。だから、あわてて治療しない方がいい。もし痛みなどの症状が出てきたら、それをやわらげる緩和ケアをしっかりする。これが最良の対処法です。

④それでも治療を選ぶなら、手術より放射線治療をおすすめします。食道がんの死の原因はほぼ、肺や肝臓などにがんが転移して増大し、呼吸などのライフラインを止めること。食道そのものは、手術しても放射線をかけても、生存率は変わりません。

⑤勘三郎さんは医師団から「放射線治療は手術より、がんが再発しやすい」と言われたそうですが、それはウソです。食道がなくなれば、確かに食道には再発しようがない。しかし、メスが入った傷口にはがん細胞が爆発的に増殖しやすく、手術は再発のリスクをぐんと高めます。だから手術も放射線治療も、生存率は変わらないのです。

⑥放射線治療なら食道を残せるので体力が保たれ、後遺症も手術よりずっと少ない。食道を失うのに比べて、その後の生活がはるかに快適で、今までどおり暮らせます。

⑦抗がん剤は猛毒で、食道がんのような固形がんは治せないし、延命にも役立たない。抗がん剤でがんが縮小しても、また必ず大きくなり、体は苛《か》酷《こく》な毒性にむしばまれます。抗がん剤治療には苦しみと「縮命」作用しかなく、おすすめできません。

早死にしたケース 3

2度目の結腸がん手術をして、3カ月後に逝った坂口良子さん

女優の坂口良子《さかぐちりょうこ》さんは、2012年12月末に、結腸がんの2度目の手術のために入院し、翌年3月に「肺炎」で急死。57歳の若さでした。「インフルエンザをこじらせ

た」と発表されていますが、芸能活動ができる体力のあった人が、3カ月後に亡くなることはありえません。

また、50代の若さで、ふつうの細菌性の肺炎で亡くなることも考えにくい。坂口さんの死の原因は、抗がん剤の副作用による、間質性肺炎だったと考えられます。まさにケモ死（抗がん剤などの化学療法＝ケモセラピーで死ぬこと）です。

肺がん治療薬のイレッサによって100人に1〜2人、合計850人以上もの日本人が数年のうちに亡くなって社会問題になったことは触れましたが、その死の引き金も、多くは間質性肺炎です。


間質性肺炎は、普通の肺炎とは全く違う病気です。肺の中のぶどう状の房のひと粒ひと粒、肺胞の壁が炎症を起こして肺全体がかたくなり、呼吸ができなくなって、ひどく苦しみ、死に至ることも多い。原因はさまざまですが、抗がん剤の副作用のうち最も危険なもののひとつであることは、イレッサの承認前からわかっていました。

そして実際、イレッサの副作用で間質性肺炎になった人の、4割近くが亡くなっています。

薬物では、抗がん剤だけでなく抗リウマチ薬、漢方薬、痛み止めや解熱剤、抗生物質、抗不整脈薬、そして「市販の風邪薬を飲み続ける」ことも、間質性肺炎の原因になることがわかっています。今、風邪薬の使用上の注意には、「○回服用しても症状が良くならない場合は」と、具体的に書いてあります。しかし、抗がん剤はもちろん、すべての薬をいっさい飲まないことが、ケモ死を防ぐいちばん確かな方法です。

僕は、がんと診断されて「無治療」を選んだ患者さん150人以上を、最長23年にわたって診てきましたが、もちろんみなさん、抗がん剤とは無縁です。

その中に、中村勘三郎さんのように「今まで元気だったのに、がんと診断されて数カ月で亡くなった」かたは、ひとりもいません。みなさん、1年から23年以上も生きています。

坂口良子さんのように、50代で「がんによる肺炎死」をしたかたも、皆無です。

おふたりとも、がんで逝ったのではない。「がんの治療」に命をもぎとられたのです。

第4章

がん検診を受けた人ほど早死にしているのはデータで明らか

検診を受けない方が健康でいられる

僕はもう20年以上も、「がん検診は百害あって一利なし」と言い続けています。もちろん自分で検診を受けたこともない。うちには体重計さえありません。

健康な人からがんを見つけ出そうと、国はがん検診をしきりにすすめます。医療も産業ですから病人をできるだけ増やし、病院に通わせることで発展する。雇用も増やせます。

がん検診は1年にのべ1000万人以上が受けている、国民的行事です。これで「患者という名のお客さん」を増やせるし、医療関係者の生活を支える糧になっています。

しかし、自覚症状もないのに検診で発見されるのは、ほとんどが「がんもどき」。「本物のがん」は、検診と検診の間に急激に増大して、症状が出て見つかることが多い。また肺がんの場合は、ごく早期に発見しても2割ぐらいは「本物」ですが、とっくにほかの臓器に転移しているので、治療しても治りません。

実際問題として、がんと診断されてしまうと、無治療で放置するのは心理的にかなり難しい。「がん放置」を決意したものの、がんのことが頭を離れず、不安でたまらないという訴えを、セカンドオピニオン外来でよく聞きます。そういうときは「精神不安もひとつの症状」ととらえて、できる限り体を痛めない治療法をアドバイスします。

でも本来は、治療しないのがいちばん体にいいのです。**元気でごはんもおいしいと感じている人は、医療機関や検診に近づかないことが、なによりの健康法です。**

まじめに検診を受けた人の方が死亡率が高い

海外では、大勢の人をくじ引きで「検診を受ける群」「受けない群」に分けて、長期間観察する比較調査が、さまざまな形で行われています。

そして、**まじめに検診を受けた人ほど早死にしやすいことが、はっきりしています。**
1988年にスウェーデンで行われた「マルメ乳がん試験」（4万人、10年観察）、1991年にアメリカで行われた「メイヨー肺がん試験」（9000人、11年観察）、1993年に同じくアメリカで行われた「ミネソタ大腸がん試験」（4万6000人、13年観察）などで、総死亡数は同じか、検診群の死亡数の方が多いという結果でした。

肺がんについても、旧チェコスロバキアで喫煙男性6300人を3年間、追跡したら、「検診群の方が、肺がん死も総死亡数も多い」という結果でした。

アメリカでのメイヨー肺がん比較試験では、ヘビースモーカー9000人をA、Bの2グループに分け、Aには胸部レントゲン撮影等を定期的に行い、肺がんが見つかると治療する。Bは異常な症状が出るまで放置する。すると肺がんで死亡した人数は122人対115人と、検診群の方が放置群より多かったのです。

これらの試験の結果、欧米では、肺がん検診は意味がないと見なされ、実施されていません。

乳がんに関しては、乳房のレントゲン検査マンモグラフィを用いた、くじ引き試験があります。欧米で8つの研究グループにより、試験は別々に行われています。それら8つの試験結果を総合すると、50歳以上ではマンモグラフィ検診により乳がん死亡数が減る、とされてきました。

ところが最近、これら8つの試験のうち、信頼できるのは2つしかないことがわかりました。それら2つの試験では、乳がん死亡数は減っていない。検診を受けない群と乳がん死亡率も総死亡率も同じである、との分析結果が公表されました。

この分析結果に対しては、乳がん検診推進派から、乳がん死亡数は少しは減るという反論があり、論争になっています。

しかし、かりに乳がん死亡が減るとしても、総死亡数が減らないことは揺るぎない事実です。

そこで、かりに乳がん死亡数が検診群で減っているとすると、総死亡数は同じなのですから、検診群では乳がん以外の原因による死亡数が増えていることになります。これでは検診を受ける意味はありません。

一方で、２０００年のカナダの乳がんマンモグラフィ検診比較試験では、検診を受けた人の方が、乳がん死亡率が高くなっています。

大腸がん検診も同じです。便中の潜血を調べて、潜血反応が陽性の場合に精密検査をするのが普通です。この方法に関するくじ引き試験の結果、検診群では大腸がんによる死亡数が減ったと主張されています。

しかし報告データを見ると、大腸がんによる死亡数の減少はわずかですし、他の理由でも説明できます（たとえば検診群は大腸がんになりにくいライフスタイルに変えた、など）。

そしてデータから確実に言えることは、総死亡数は変わらないか、むしろ検診群の方が多いということです。大腸内視鏡など苦痛の多い検査まで受けさせられて、寿命が変わらないか縮むのであれば、かりに大腸がん死亡数だけ減っても意味はありません。

それなのに、なぜ日本をはじめとして欧米でも、各種の検診が行われているのでしょうか。どうやら専門家や行政のなかに、検診をしないと困る人たちがいることが最大の理由のようです。

なかでも日本は悪質です。老人保健法に「市町村が肺がん検診をすること」という条項が加えられたのは、肺がん検診は無効という認識が広がったあとなのです。なにがなんでも肺がん検診を推進するぞ、という目的があったことがよくわかります。

第5章

なぜ医者は
がんの手術をしたがるのか

手術をしたら、バタバタ死んでいた

当たり前すぎて、だれも疑わないことが、世の中にはたくさんあります。「がんは切った方が長生きする」という思いこみも、そのひとつです。

がんの手術ができるようになったのは、19世紀に医学上の発見が2つあったから。ひとつは消毒法です。それ以前はホコリだらけの部屋で手も洗わず手術していて、患者は術後、感染症でバタバタ死にました。医者もメスで手を切ると、敗血症で亡くなったりしていました。「消毒で感染症が防げる」というのは、偉大な発見でした。

もうひとつは麻酔法。それまでは、患者を椅子や柱に縛りつけて手術が行なわれ、痛みで患者が泣き叫んで、まるで地獄絵図だったそうです。

そんなときアメリカで、笑気ガス（窒素酸化物の一種。吸うと陶酔感がわく）を客に吸わせて歌い踊るのを、ほかの客が見て楽しむ興行がはやりました。踊り手が足を打って血が出ても痛がらないのを見て、歯医者が手術に応用し始めました。

消毒と麻酔の大発見により、お腹、胸、脳まで安全に手術できるようになって、大勢の人が外傷、虫垂炎、ヘルニア、心臓奇形などの手術の恩恵を受けました。

がんについては、今まで「悪い部分さえ切り取れば治るはず」と考えられていたことが実行可能になり、胃や大腸などの臓器を全摘するようになりました。

しかしながら、それで本当に、がんは治るようになったでしょうか。

がんで胃を切る方が延命できるというデータはない

オーストリアのビルロート教授は1881年、世界で初めて胃がんの切除手術に成功しました。でも、患者は4カ月後に亡くなってしまった。その後のビルロート教授の手術は失敗続き。ほとんどの患者が、術後すぐに死んでいきました。

しかし「胃がんの切除に成功」というトピックスに世界中の外科医たちが飛びつい

て、今も、「胃がんは切る」のが世界の標準治療です。

日本では特に「切る」手術が盛んで、早期胃がんでも胃の全部、あるいは3分の2を切り取られることが多い。お笑い芸人の宮迫博之さんも2012年、「早期胃がん」と診断されてすぐ、胃の3分の2を切除しています。

ところが「胃がんを切ると、切らないより延命できる」というデータは、ビルロート教授の初手術から132年の月日が流れた今も、実はひとつも出ていないんです。

手術は、むしろ命を縮めます。手術は患者の体が切り裂かれ、痛めつけられる「人工的な大けが」です。後遺症でつらい生活を余儀なくされることも多い。手術のせいで死ぬこともありますが、医者は「がんで死んだ」と言うので、実態は闇の中です。

また**臓器転移している場合は、手術すると、がんが暴れます。がん細胞が常に血中に浮かんでいるので、再発しやすくなる。メスの入った傷口には修復のためにさまざまな血球が集まり、血管が新しく作られて、酸素も栄養も豊富です。がん細胞にはとても快適な環境なので、傷口にがん細胞がワッと取りついてはびこるのです。**

特に進行胃がんの場合は、お腹をメスで切り開き、胃だけでなくリンパ節までごっそり切り取るので、体へのダメージが大きすぎます。

手術でリンパ節まで切っても、生存率は変わらない

がんは「胸やお腹を切り開く」手術の大変多い病気です。病巣を大きく切るほど命が縮むのに、胃や食道、膀胱や子宮の「全摘」もどんどん行われます。

それでも足りず、日本ではリンパ節までごっそり切っています。**たとえば早期胃がんの粘膜下がんでは、リンパ節転移の可能性はほとんどない。なのに患者の多くは、リンパ節まで切り取られています。**

リンパ節には神経がはりめぐらされていることもあり、切除するにはワザがいります。難しい手術で外科医の「腕の見せどころ」だから、やめられないのではないでしょうか。

ある研究グループは日本の国立がん研究センターにリンパ節切除術を習い、患者を「胃袋を切るグループ」「胃袋とリンパ節まで切るグループ」に分けて比較試験をしました。すると、**リンパ節を切っても生存率は変わらず、合併症を増やしただけでした。**

イギリスでも同様の試験が行われ、結果は同じでした。

現在、欧米の常識は「胃がんの手術で、リンパ節切除は不要」。ところが日本では、国立がん研究センターも含めて、リンパ節切除が今も標準治療です。自分たちが関与した試験結果を無視しているのです。

患者さんに、僕はよくこう言います。

「あなたが胃だけでなくリンパ節まで切り取ったら、棺桶《かんおけ》に入って病院を出て行くリスクが10~20%あります。胃を切らなければ、胃がんと診断されて1年以内に死ぬことはありません」

ザックリ切りたくてしかたない医者たち

また、あるときは患者さんが担当医に、「ザックリ切りますかね。僕、得意なんですよ。全部取っちゃうとスッキリしますすよ」と言われたと怒っていました。

まったく、人の体をなんだと思っているのか。

ザックリ切るとスッキリするというのは、医者自身のホンネでしょう。

外科医は、切りたくて外科を選んだ人たちです。手術が嫌いな外科医に、僕は会ったことがない。もともと切りたくてウズウズしているところに「やるからには徹底的に」という、医者のさがが加わります。

さらに歴史的な背景があって、日本人の体形はスリムで脂肪が少ないから手術向きで、アメリカ人やヨーロッパ人に比べて手術で死ぬ率が少なかった。それで日本では、今も圧倒的に手術優先でがんの治療が行われています。

現実は「ザックリ、スッキリ」なんてものではなく、手術後は想像を絶する後遺症や、手術のせいで起きるトラブル（合併症）に悩まされます。

たとえば、大腸がんが見つかって直腸を切除した患者さんによく「縫合不全《ほうごうふぜん》」が起きます。切った腸の縫い合わせがうまくいかず、すき間から便がお腹の中にもれ出てしまう。緊急手術をして上流に人工肛門を作り、お腹の中の便を洗い流し……と、大変なことになります。

縫合不全が疑われると、絶食にして、造影検査やＣＴで縫合部の状態や、炎症がどのあたりまで広がっているかを調べて、治療法をさぐることになります。

ほかにも、お腹を切った傷口に細菌がついて感染症が起きたり、腸閉塞も起きやすくなります。

特にお腹を開ける手術は、腹膜転移につながるから危険です。これは胃、大腸、卵巣などのがんが、臓器の表面の膜を突き破って腹腔《ふくくう》内にこぼれ落ち、広がる形をとります。

比ゆ的ですが、腹膜はもともとはつるつるしているので取っかかりがなく、がん細胞もそうかんたんには入りこめません。

ところが腹膜にメスが入ると、切り口がギザギザになってしまいますから、がん細胞がワッと取りついて増殖しやすい。正常細胞のバリアーがくずれたところに、がんがはびこってしまうのです。

タネまきのことを播種といいますが、まさに種を播いたように、がん細胞が腹腔内にばらまかれるので、「腹膜播種」とも呼ばれます。

腹腔は、人間のお腹の中にある、大きな薄皮の袋。ここに、胃や腸などの消化管が腹膜にとり囲まれて収まっています。

がんが腹膜転移すると、腸管をふさいで腸閉塞が起きて、食べものが通らなくなったり、大量の腹水がたまって、お腹がふくれあがります。また、肝臓で作られた胆汁の通り道をふさいで黄疸や肝不全を引き起こしたり、腎不全が起こる場合もある。

そのとき、医者や病院は困るでしょうか。

いいえ。うるおうことになります。患者さんの後遺症や合併症がひどいほど、治療に手間ひまがかかり、入院・通院の日数も増える。すると医者は仕事が増えて経験も積めるし、病院には大金が落ちる。患者さんが苦しむほど医者も病院も栄えるという、おぞましい構図があるのです。

役立つ手術もあるが、臓器を切り取る手術は延命にならない

僕は「がん手術のすべてが不要」、と言っているわけではありません。がんの手術にも延命に役立つものがあります。

たとえば昭和天皇は、すい臓がんで十二指腸が閉塞し、食事が摂れなくなりました。そこで、ふさがった腸の部分からバイパス（脇道）をつける手術をしたところ、ふたたび食事が摂れるようになり、公務にも復帰することができました。

治療に当たったのは、よりすぐりの医療陣。なぜ、すい臓の切除手術が行われなかったのでしょう。図表3のように、**すい臓がんを切除しても、3年生存率はバイパ**

ス手術＋放射線治療と変わらない。なのに、手術直後に亡くなる人が、とても多いからです。

やけどや心臓奇形などの手術に共通するのは、「人体の失われた機能や形態を回復すること」。野口英世が幼いとき、大やけどで手指がくっついたのを、大きくなって手術した話は有名ですね。これらの場合、手術のおかげで、体調もＱＯＬ（生活の質）も明らかによくなるわけです。がんのバイパス手術も「機能回復」を目的とするので、成功すれば調子がよくなります。

図表3◉切除できるすい臓がんを切った場合と、切除できないすい臓がんにバイパス手術と放射線治療をした場合の生存率

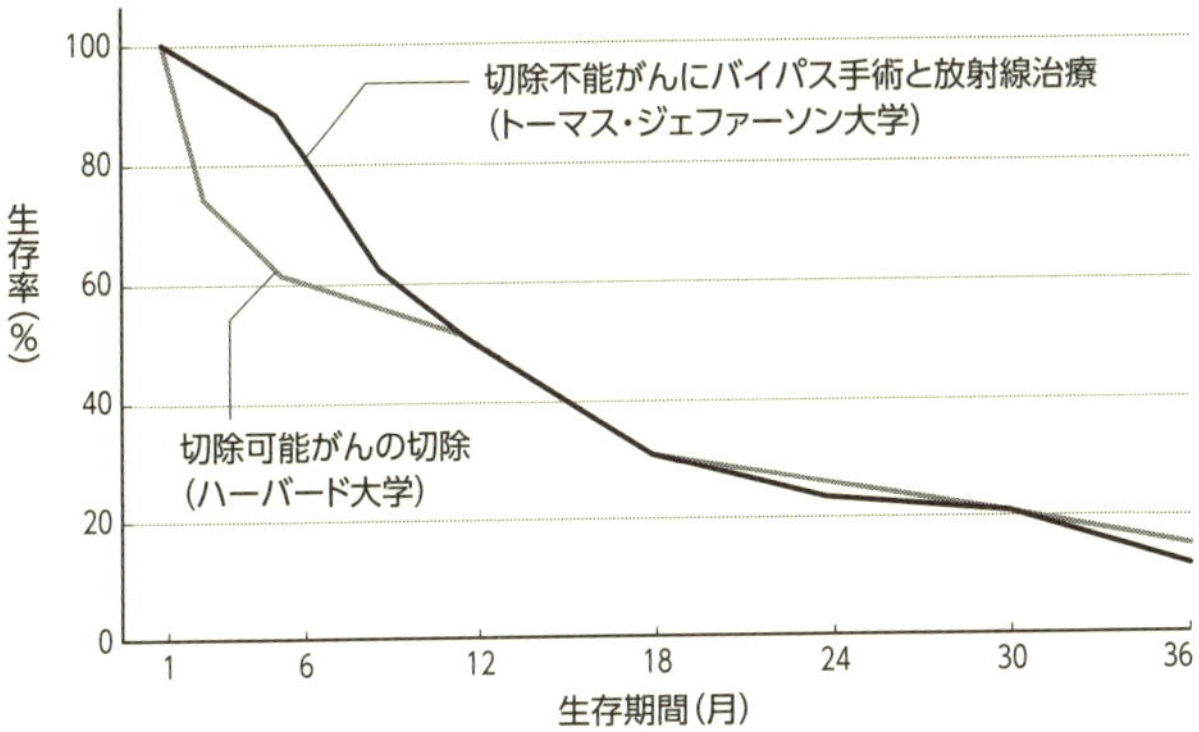

出典：Int J Radiat Oncol Biol Phys 6巻 1127頁 1980年

反対に、臓器を切除すると機能を損ない、日常生活も手術前より苦しくなる。切る範囲が大きくなるほど体調が落ち、合併症もひどくなります。生存期間が延びないのは、わかりきったことです。

がんの手術をせず放射線治療だけでも、生存率は同じ

これまでがん治療というと、手術が王道でした。でも、時代は変わりつつあります。たとえば胃、食道、大腸などの早期がんの手術を望まれる場合、開腹しない、内視鏡による粘膜切除術ですむことがあります。がんが粘膜の下の層まで入りこんでいると、消化管の壁に穴があく危険があるので無理ですが、かなり多くの早期がんがこれで治療できます。

お腹を切り開かないし、臓器も残るので、ふつうの手術よりずっと有利です。

また肝臓がんは長い間、部分切除術が全盛でした。でも患者の多くは肝硬変も抱えているので余力が少ない。そこへメスを入れると肝不全になり、退院できずに亡くなることもよくありました。

今はラジオ波（電磁波の一種）で焼灼《しようしやく》するなど、手術以外の方法がいろいろあります。

さまざまながんの治療で伸びているのは、放射線治療。臓器を切らなくてすみ、後遺症が手術よりはるかに軽く、生存率は変わらないことが、広く知られてきました。

日本では今まで主に「再発・転移の治療用」という位置づけでしたが、欧米では初回治療から、放射線治療が積極的に選ばれています。

放射線だけで治せるがんには、声帯や舌などに発生する頭頸部がん、食道がん、肺がん、膀胱がん、前立腺がん、子宮頸がんなどがあります。

乳がんの乳房温存療法では「がん細胞を取り残さないため」と、残った乳房に放射線をよく照射します。しかし放射線ナシでも生存率は同じなので、僕は今はあまりすすめていません。

外科医は放射線治療のメリットを伝えない

日本の放射線治療が遅れているのは、外科医たちがフェアに説明しないから。たとえば食道がんは、手術でも放射線治療でも治療成績は同じ。そして食道が残るため、退院後のＱＯＬ（生活の質）は手術よりはるかに良好です。

ところが日本の外科医たちは、「放射線治療という選択肢がある」ことさえ患者に教えないことも多く、むやみに拡大手術をしてきました。

ただし最近は、食道がんを見つける機会の多い内科医が放射線治療の利点に気づき、患者を放射線科に送り始めています。少なくとも食道がんでは、放射線治療という選択が広がっていきそうです。

一方、なかなか変わりそうにないのが、舌がんや子宮頸がんの治療です。

たとえば2期の舌がんの手術では、舌を半分切除します。失われたところに、別の場所の筋肉を取ってきて埋めこむ大手術。術後も「ろれつの回らない」しゃべりかたになったり、スムーズに食べられなくなって、仕事を失う人も多いと聞きます。

それに対して舌がんの放射線治療は、舌をそっくり残せます。治療の得意な放射線科医に言わせると「手術とどちらが得かは、サルでもわかる」。なのに日本では今も、舌がん治療の8割までが手術です。

子宮頸がんも、手術するとほぼ全員に排尿障害が起き、膣が短くなって性交にさしさわり、足もむくみます。放射線治療の生存率は手術と同レベル以上です。たまに直腸出血などの後遺症が出ますが、手術の後遺症と比べたらごくわずか。

ところが日本では、欧米では手術しないものまで手術しています。欧米でも手術するがんは、日本の切除範囲の方が広いので、これまた後遺症を量産。

なぜこういうことが続くのでしょう。子宮頸がんは婦人科医が見つけて、手術に突き進んでしまうのが最大の原因です。舌がんも、見つけた耳鼻科医や歯科医が、放射線治療のことを伏せてがんセンターや、大学病院の耳鼻科、歯科口腔外科などへ患者を送りこむのが原因です。手術から逃れるには、自分で情報を集め、自分の足で放射線科を訪ねるしかありません。

5年生存率が100人中1人であっても、切除手術に追いこまれている現実

外科医は「手術をしても助からない」とわかっていても、そうは患者に言えない。そこで、「1%の可能性に賭けてみましょう」などと、希望があるようなことを言って、手術をしてしまうことがあります。

たとえばすい臓がんの切除手術は5年生存率が100人中1人という少なさなのに、患者の多くは手術に追いこまれている。

昔はさらにひどくて、食道がんやすい臓がんの手術を受けた人の多くがすぐに「術死」していました。それでも外科医たちは、手術をやり続けました。

以前、東大病院の医師たちと座談会をしたとき、「昔は、手術で助かる日がくるのでは、という期待があったと思う。しかし今日《こんにち》、無意味だとわかっている手術をやめ

られないのは、外科医にとって手術がテレビゲームのように面白くて、やりたくてしようがないから」「何をやっても助からないから、何をやってもいいだろうという思いがあるのでは」という意見が出ました。

医者ががん治療に走る理由

がんの手術や抗がん剤治療には「やらない方がいいもの」がたくさんあります。たとえば「治療で100％治る」と医者が言う、ゼロ期の乳がん（非浸潤性の乳がん）。これは死亡リスクゼロで、手術は体を痛めるだけ損です。

しかし「治療は必要ないですよ」と言う医者はほとんどいません。もともと無害でも、「再発しないのは先生のおかげ」と感謝されるし、収入にもなりますから。

さらに、医者の使命である「病気を治す」方法として、医学生時代から「あらゆる手を尽くす」ことしか教えられてきていない、ということも大きい。

「この治療をやめたらどうなるのか」とか「やらない方が長く生きられるかもしれない」という発想は医療の後退、敗北につながりますから、タブーです。だから、わき目もふらず治療に突き進む。

また患者やその家族の多くも「一刻も早く手術をして、がんを取り除いてほしい」「治る可能性が少しでもあることは、なんでもしてください」「最先端の治療法を試したい」「新薬はないんですか」などと口々に訴えます。

医者は、その期待にできるだけ寄り添った方が、使命感が満たされるし、感謝される。そして収入も増えるからです。

第6章

抗がん剤だけはやめなさい

抗がん剤はすべて猛毒

抗がん剤だけはやめなさい。これは僕の口癖です。

第3章でも触れましたが、がんの治療現場でひそかに、ひんぱんに使われる「ケモ死」という言葉があります。抗がん剤などの化学療法＝ケモセラピーで死ぬこと。しょっちゅう起きるので、病名のようになっている。

抗がん剤はすべて、猛毒です。正常細胞はがん細胞より分裂が速いので、抗がん剤に多くやられて、患者はあっけなく死んでしまう。

一方がん細胞は、抗がん剤で99％死滅しても、がん幹細胞が強いので生き残る公算が大きい。するとすぐにまたあちこちに転移、増殖して、勢いを盛り返します。

実は僕自身も、医者になってしばらくは、がんと見ればとことん治療していました。乳がん患者には、日本一強力な抗がん剤を使っていました。

アメリカに留学したこともあり、欧米のやりかたをいち早く取り入れて、最先端のつもりでした。が、患者は毒性でひどく苦しみ、数人は、はっきり命を縮めてしまった。

これはおかしい。抗がん剤の「治療成績」データにはウソがある。正直なデータを知りたい。改めて、世界中の臨床データ論文をいちから独学で読みこみ、分析し始めました。がんの本質、性質までさかのぼって治療の理論を考えぬきました。

その後、多くの抗がん剤の実験に製薬会社の社員がかかわり、論文に堂々と名前が載っていることもわかりました。

抗がん剤が「効いた」と医者が言うのは、一種のトリック。「しこりがいったん縮んだ」「がんが消えたように見える」だけで、必ずリバウンドします。その間に、抗がん剤の毒性が強く出て急死することもある。治るとか、寿命が延びるわけではないのです。

日本人のがんの9割以上を占める固形がんを治す力は、抗がん剤にはありません。

手術や放射線で治らない再発がん、進行がんにも、抗がん剤は効きません。

「抗がん剤で延命する」というデータは、でっちあげ

製薬会社が医者に配るパンフレットには、「抗がん剤で延命する」ように見えるデータや、「抗がん剤は標準治療」と強く推すPRが満載です。

僕は「抗がん剤で生存期間が延びた」とうたう世界中のグラフを何千と、詳しく調べました。そして、例外なくインチキを発見しました。

たとえばがん患者を「抗がん剤を使う群、使わない群」に分けて経過を見る比較試験。抗がん剤には副作用があるので、実験が始まると関係者には「こっちが抗がん剤を使っているグループだな」と、すぐピンときます。

そこから、がん研究機関や製薬会社の工作が始まります。抗がん剤を使っているグループの方だけ「途中で来なくなった、死んでいるはずの患者を、生きていることにする」など。

すると当然、抗がん剤を使っているグループの治療成績の方がよくなります。

医者は、がんの専門家たちが製薬会社から億単位の研究費を得て「持ちつ持たれつ」であることを知りながら、やらせデータに「だまされたふり」をします。

そうしないと患者にすすめる抗がん剤がなくなり、病院も自分もやっていけなくなりますから。製薬会社、新薬を承認する厚労省、病院（医師）、大学（がん研究者）、メディアが「抗がん剤ワールド」の利益を守ろうと、一致団結しているのです。

国立がん研究センターなどがよくPRしている「よい抗がん剤が続々と登場して、がん患者の寿命が延びた」という主張にも、カラクリがあります。「がんを見つける方法が、触診ぐらいしかなかった昔に比べて、CTやエコーなどの検査法が進歩して、以前よりずっと小さながんを見つけられるようになった」という事実を無視しています。

より小さいうちにがんを発見したら、亡くなるまでの時間が延びるのは当たり前です。

ところで、2013年の7月に、製薬会社「ノバルティスファーマ」が販売する高血圧治療薬の「ディオバン」を使った臨床研究のデータ操作問題が発覚したことは記憶に新しいと思います。

製薬会社の社員（当時）が、5つの大学による臨床研究で、データ解析や研究方法の検討をしたり、論文を書くのに関与していました。これは氷山の一角で、製薬会社はしょっちゅう、都合のいいようにデータを操作していると疑われてもしかたないでしょう。

全がん患者の8割以上が抗がん剤を投与されている

しかし、日本のがん患者で抗がん剤を投与されない人は少数派です。全がん患者の8割以上が、多くは手術や放射線治療とセットで投与されています。

抗がん剤でがんが縮小・消失するケースは1〜2割。直径1ミリ以下のがんは、今の医学では発見できないので「消失」とみなされる。でも、がん細胞はなお100万

個以上も残っていて、必ず再発してきます。

抗がん剤で治る望みがあるのは急性白血病や悪性リンパ腫のような血液がん、睾丸腫瘍などごく特殊ながん。全がん患者のわずか1割程度です。

2013年、歌舞伎役者の市川団十郎さんが、急性前骨髄球性白血病で逝きました。最初の診断は04年。昔なら半年くらいで亡くなられたと思います。完治はかないませんでしたが、10年近く生きられたのは、抗がん剤の力が大きいでしょう。

俳優の渡辺謙さんも1989年と94年に急性骨髄性白血病を発症しながら、今も国際的に活躍しています。再発リスクは残るものの、抗がん剤が功を奏した好例です。

一方、日本人がよくかかる胃がん、肺がんなどの固形がんに対しては、抗がん剤は命を縮める効果しかありません。しかも、ロシアンルーレットのように「数回目の抗がん剤投与で、一気に衰弱。あるいは急死」ということが、よく起きます。

「イレッサ」は当初、夢のような肺がん治療薬と言われていた

「最近は、いい抗がん剤がたくさん出てきていますから」というのは医者のお決まりのトーク。でも「夢の新薬」の多くは、恐ろしい薬害を引き起こしています。前にも触れましたが、その典型が2002年に「副作用がほとんどない、新しいタイプの分子標的薬」として、売り出された肺がん治療薬イレッサ。発売直後から副作用死があいつぎました。

一般の抗がん剤は、がん細胞と一緒に正常細胞も傷つけるので吐き気や下痢、脱毛などの副作用がひどい。イレッサは「がん細胞全体でなく、ある分子だけを効率よくたたける。狙い撃ちパワーがとりわけ優秀」と評判でした。

事前の、日本人51人と外国人52人＝103人のがん患者による治験の結果も、「がんが4週間、小さくなったままの人が多かった」。主な副作用は、「100人に2人ぐ

らい、間質性肺炎が現れる。しかし完治する」と報告されていました。

実は海外の治験では副作用死の問題が懸念されていたのですが、厚労省はイレッサをスピード承認し、世界に先がけて日本で売り出しました。PR文句は「副作用が少なく、飲み薬だから自宅で手軽に服用できる、画期的な肺がん治療薬誕生！」。新聞や雑誌には、がん治療の第一人者たちの称賛記事があふれ、マイナス情報は医療現場にも患者にもきちんと知らされませんでした。

イレッサを使わない方が生存期間が長かった

イレッサ発売は2002年7月。12月までに358人が間質性肺炎を発症し、114人が亡くなりました。

国立がん研究センター中央病院では、イレッサが112人に使われて4人が副作用死。東北大学では、60日間で18人にイレッサが使われ、4人が重症の間質性肺炎にかかって、2人が死亡しました。

さらに、複数の臨床試験の結果を重ねたら「イレッサを使わない人の方が生存期間が長い」ことがわかり、今は「イレッサには延命効果がない」とされています。イレッサ不使用の患者グループは平均で11カ月生存。イレッサを使ったグループは、それより1・2カ月も余命が短かった、という報告があるほどです。

そんなシロモノが「夢の新薬」にでっちあげられるのが、医療界なんです。

間質性肺炎は、肺全体がかたくなって呼吸ができなくなる痛ましい病気です。

「イレッサ薬害被害者の会」代表の近澤昭雄さんの次女・三津子さんは31歳の若さで副作用死。昭雄さんはメディアの取材に「娘は1日1錠服用すると肺の影が3分の1の大きさになり、喜んでいました。しかし49錠目で緊急入院。最後は横になると息ができず、病院のベッドに座ったまま息絶えました」と答えていました。

「腫瘍は小さくなりました。しかし、命も……」

抗がん剤によって、がんのしこりが小さくなると、がん患者さんは「このまま消えてくれるのでは。少なくとも延命にはつながるのでは」と大きな期待を抱いて喜びます。しかし、三津子さんのように、「腫瘍はみるみる小さくなりました。しかし抗がん剤の毒性に正常細胞もやられて臓器が働かなくなり、お亡くなりに」ということになりかねない。

そもそも日本人のがんの9割を占める胃がん、乳がんなどの、かたまりを作る固形がんは、抗がん剤では治りません。抗がん剤が「効く」というのは、治るとか延命に役立つという意味ではない。単に「一時的にしこりが小さくなる」というだけです。

そして抗がん剤は、がんだけでなく全身の正常細胞もたたくので、「しこりは小さくなりましたが、命も縮んでしまいました」ということが、よく起きます。

近澤さんはほかの患者、遺族とともに、イレッサを作った英国の大手製薬会社、アストラゼネカ社と国を相手取って訴訟を起こしました。が、2013年4月、敗訴。アストラゼネカ社の言い分は「患者は『死』もある程度の副作用として受容している」「延命効果が否定されても、ほかの指標は良好」「イレッサの危険性はほかの抗がん剤に比べて高いものではない」。

これは製薬ワールドのホンネでしょう。「がんをたたくクスリは、とても危険です。副作用で死ぬぐらいは、覚悟しておきなさい」ということです。

抗がん剤は、がん細胞より正常細胞を多くたたく

なぜ抗がん剤で治るがんが少ないのか。**ひとつは、抗がん剤が、がん細胞と正常細胞を見分けられないからです。がん細胞は正常細胞から分かれたものであり、基本的な構造や機能は同一です。違うのは、がん細胞は無限に分裂をくり返すという点。し**

たがって、がん細胞に入って死滅させるような薬は、正常細胞にも入って死滅させます。

細胞を死滅させる効果は、細胞の分裂速度が速いほど、大きくなります。たとえて言えば、線路に障害物を置いた場合、通過する列車のスピードが速いほど転覆しやすいのに似ています。

ところが意外かもしれませんが、**多くの臓器の正常細胞の方が、がん細胞より分裂速度が速いのです。**たとえば骨髄細胞は盛んに分裂していますし、消化管の粘膜細胞は1週間くらいで入れ替わっています。これに対してがん細胞は、1回の分裂に数カ月を要します。

それゆえ、がん細胞の方が、正常細胞よりも死滅しにくいことになります。他方では、抗がん剤は正常細胞を効率的に死滅させるので、副作用が大きくなる。骨髄細胞が死滅すると、感染症にかかりやすくなったり、出血しやすくなったりし、粘膜細胞がやられると、口内炎や下痢などが生じます。これが、抗がん剤は「細胞毒」という意味です。

患者さんがよく気にする副作用に、吐き気や脱毛があります。しかし、これらの副作用は回復可能です。問題なのは回復不能の副作用です。**抗がん剤によって、やられる臓器や程度・頻度が異なるのですが、心不全、脳障害、肺線維症、腎不全などが生じることがあり、それらは生じると治りません。**

副作用の程度・頻度は、一般的には使用した抗がん剤の量に関係します。総量が多いと、程度・頻度が高くなるのです。たとえば、ブレオマイシンという抗がん剤は、間質性肺炎や肺線維症などの肺障害が生じることで有名ですが、使用量によっては発生頻度は10％以上です。しかも、**たった1回の注射でも生じることがあります。**

このように多くのがんでは、がん細胞を死滅させる量の抗がん剤を使うと、副作用で確実に患者が死んでしまうので、そこまで使えず、結局がんも治らないわけです。

どれだけ多くの人が延命効果もない「画期的な新薬」のＰＲにのせられ、「副作用はほとんどない」とだまされて、もがき苦しみ、死んでいかなければならなかったか。

抗がん剤も、分子標的薬も猛毒なので、治療を始めたとたん、急激に体力が落ちたり、病状が悪化したり、感染症にかかって亡くなったり、ということがしょっちゅう起きます。しかも、いつ体調が急変するかわからない。

抗がん剤は、命を賭けた、勝ち目のないギャンブルです。

僕は、固形がんに対して、抗がん剤には「縮命」効果しかないと考えています。

第7章

「本物のがん」を切ってもたたいても無意味なワケ

医者たちはどう死んでいくのか

欧米でも医者のホンネは似たりよったりのようです。米国人医師のブログエッセイ「医者たちはどう死んでいくのか（How Doctors Die）」が、反響を呼んでいます。
http://www.zocalopublicsquare.org/2011/11/30/how-doctors-die/ideas/nexus/
内容をかんたんに紹介します。

尊敬される整形外科医・チャーリーはある日、胃のあたりにしこりを見つけた。病名はすい臓がんで、平均的な余命は半年前後。

その診断をしたのは「5年生存率を3倍に上げる治療法」で有名な外科医だった。

しかしチャーリーは、次の日には仕事をやめて、病院には二度と足を踏み入れなかった。

家族と、よりよい時間を、より長く過ごすために。

手術も、抗がん剤などの化学療法も放射線治療も全くせず、ほとんど医療費を使わないで、チャーリーは数カ月後、自宅で静かに亡くなった……。

一般の人が「死にたくない」と多大な労力を費やす場面で、多くの医者たちはチャーリーと同じように、静かに去る。

近代医療の限界、そして「苦痛と孤独の恐怖」を知りぬいているから。

医療の専門家ならだれでも、苦しむだけのムダな治療が患者に施されているのをよく知っている。たとえば、死を目前にした患者に最先端の技術が投入される。患者をメスで切り開き、管を突き通し、機器を取りつけ、クスリ漬けにする。そのすべてが、1日に何万ドルもの金をかけて集中治療室で行われる。

あげくの果てに患者が手にするのは、拷問のような苦しみ。

「もし自分があの患者みたいになったら、殺してくれ」と、同僚医師たちがヒソヒソと言い交わすのを、私（ブログ筆者）は何度も耳にした。ある医療専門家は「ノー・コード（蘇生処置お断り）」と刻まれたメダルを身につけている。タトゥー（刺青《いれずみ》）でも見た。

しかし、医者たちは、それを患者に伝えたりはしない。

なぜ医者は、自分や家族にはしない苦しい治療を、患者にはするのか。

ひとつには、ほとんどの患者と家族が「できる限りの治療をしてほしい」と熱望するから。医者として期待に応えたいし、治療をしないと「誠意がない」と言われてしまう。

それに訴えられたとき、ガイドラインに沿った治療をしていないと、罪に問われる。

だから患者にはなにも言わない。

その方が無難で、感謝されて、お金にもなるから。


このブログは日本でも、ツイートや電子掲示板で広まっています。

多くの医者は、患者さんの闘病のつらさ、苦痛、やつれ果てていく姿を目の当たりにして「病気になったとき、やらない方がずっとラクで長生きする治療法が無数にある」ことを悟ります。

抗がん剤は、医者が「自分と身内にはやらない。でも患者さんにはすすめる」治療の最たるものでしょう。

医療にお金を使う人は、医療費が最も少ない人より死亡率が26％も高い

「がんもどき」で早死にしない最大のコツは、病院に近づかないこと。

医者にかかるほど「念のため」「ついでに」「がん検診は受けていますか？」と、いろいろな検査や必要のない治療を受けさせられ、薬もあれこれ飲まされるハメになります。

結果として命を縮めることになります。

ちょっと鼻がグスグスすると「風邪だ」「アレルギーだ」と病院に走る。

インフルエンザワクチンは毎年必ず打ってもらう。

基本的に、体のことは「医者にお任せ」。薬を何種類出されようと、言われるままに、まじめに飲み続ける。

そうやって病院によく行く人ほど、要注意。

２０１２年、アメリカの有名な医師会誌に紹介された5年がかりの5万人調査でも、5段階評価で「最も医療に満足し、お金も使う患者グループは、最も医療費が少ないグループより、死亡率が26％も高い」という、医者が青くなりそうな結果が出ていました。


医者によくかかるほど「ついでに、血液検査もした方がいい」「お薬を出しましょう」「CTを撮りますね」「がん検診は受けていますか?」「細胞を採って顕微鏡で調べます」「これは早く切った方が」……と、ベルトコンベアにのせられたように、次から次に必要のない検査を受けさせられます。

そして検査で強い放射線を浴びせられ、薬をあれこれ飲まされたり、治療を受けさせられたりするハメになって、命を縮めてしまいます。

ｉＰＳ細胞とがん細胞は紙一重

「再生能力というのは、がんになるのと紙一重だと思うんです」

ｉＰＳ細胞の開発者、山中伸弥・京都大学教授は、ＮＨＫスペシャルなどで「ｉＰＳ細胞とがんは、表裏に見えるほど似ている」と語っています。

ｉＰＳ細胞は幹細胞の一種で、無限に細胞を生み出す再生能力を持っています。１つの幹細胞が分裂するときは２つに分かれ、一方は幹細胞としてキープ、他方は別の細胞に変化します。つまり「自分自身」と「ほかの細胞に変化する細胞」を同時に生み出していくので、幹細胞がなくなることは決してありません。

ｉＰＳ細胞を使えば、皮膚からさまざまな臓器や組織を作り出すことができる。それで「難病の治療や再生医療に革命を起こせる」と大きな期待をかけられています。

一方、早い時期から「がん化」の問題が懸案になっていました。

実験室でiPS細胞を作るとき、しょっちゅうがん細胞が生まれてしまうのです。iPS細胞で作った組織は増殖が止まらなくなってがんになる恐れがあり、実際、マウスを使った実験では、体組織に育つ過程でがんになるケースが多数見つかっています。

しかも、この「がん化」は「リスクがある」というような、生易《なまやさ》しい話ではなく、**iPS細胞の成り立ち、基本構造自体が、がん細胞とほとんど同じ。**

「iPS細胞を作る過程とがんが起こるプロセスはよく似ていて、本当に紙一重だと強く感じる。iPS細胞とがん細胞は両極端と思われやすい。でも実際は同じものの表と裏を見ているんじゃないか。そう思えるくらいです」と、山中氏は語っています。

難病を治す技術として期待されるiPS細胞と、人間を死に至らせるがん細胞が「紙一重」。命の神秘でもあり、皮肉でもあります。

なぜ人間にはイモリのような再生能力がないのか

また、人間にイモリのような再生能力がないことについて、山中氏はこう推理しています。

「人間にも、手を切って血が出ても、しばらくすると傷が治る程度の再生能力はあります。皮膚や小さい血管は再生される。しかし手足や臓器を失ったら、それを再生することはできない。高い再生能力を持っている生物は、足が切れたら確かに足は生えてくる。でも同時に、がんがすごくできやすいのではないか。足がなくても生きられるけど、がんができたら間違いなく死ぬ。それで人間の進化の過程で『どっちを取るか。がんはダメ』という究極の選択が行われたのだと思う。人間は十数年は生きないと、次の世代に子どもを残せない。その間に多くの人ががんになったら、人類は絶えてしまう。だから、生まれて十数年はなるべくがんを起こさないよう、涙をのんで

（イモリのような）再生能力を犠牲にしたのではないか」

iPS細胞とがん細胞は、その成り立ち、基本構造自体が紙一重。再生能力そのものが、がんを引き起こす。

山中氏の指摘は、がんのナゾを解く大きなヒントになります。

実際「がん幹細胞」は最近、いろいろと見つかっています。「本物のがん」の幹細胞は、体内に生まれた瞬間から、どんどん分裂しながら血液やリンパ液にのって、あちこちの臓器に取りつきます。医学がますます進んで直径1ミリのがんが「早期発見」されても、がん細胞はすでに100万個。とっくに体じゅうに転移しています。

だから「本物のがん」は、病巣を切り取っても意味がない。むしろ、メスが入った傷口にがん細胞が群がって、再発を早めます。

一方「がんもどき」は本物のがんに育つことはないので、これも臓器を切るのは無意味です。

がんが生まれながらに「本物」と「もどき」に分かれる理由

「本物のがん」と「がんもどき」について、幹細胞の存在から考えてみます。

ある患者さんのがんが「本物」か「もどき」かは、顕微鏡で組織を見てもわかりません。なぜか。がんの成り立ちにさかのぼってみます。

人間の体にはおよそ60兆個の正常細胞があります。それはすべて、母親の1個の受精卵から分かれたものです。そして各細胞はもれなく、2万個以上の遺伝子のセットを備えています。その遺伝子は、数万種類のタンパクの設計図になり、タンパクが細胞の形をつくってさまざまな機能を発揮します。

一方、わたしたちは呼吸をしたり、飲み食いしたり、日光を浴びるだけで……ただ生きているだけで、大気中の汚染物質、タバコの煙、食物中の添加物や農薬、紫外線など、さまざまな有害物質を毎日、体に浴びたり、体内に取りこんでいます。

それらが遺伝子を傷つけると「変異遺伝子」が生まれ、各細胞に少しずつたまっていきます。ある細胞ではAが変異し、別の細胞ではBとKが……というように、変異遺伝子の種類や数はまちまちです。

その変異遺伝子を設計図にした「変異タンパク」が作られると、①正常タンパクとしての機能を失う、または②異常な機能を得る。このどちらかになります。

細胞内には数万種類のタンパクがあるので、ちょっとぐらい変異タンパクが生まれても、細胞の構造や機能には響かないはずです。**ところが、変異遺伝子の種類によっては、細胞が無限に分裂する能力を得ることがある。これが、がん細胞です。**

人間の臓器にはおおもとになる「幹細胞」があり、なにか起きたら分裂して正常細胞を増やす役目を持っています。

山中氏は「iPS細胞」の作成に成功しました。これは胃、肺、肝臓など各臓器の幹細胞に分化する能力を持つ「幹細胞キング」です。

ところがｉＰＳ細胞の作成には、前述のように、とんでもない落とし穴がありました。

まず正常組織の細胞に4つの正常遺伝子を挿入してｉＰＳ細胞を作成したら、副産物として、なんとがん細胞が生まれてしまった。

となると、ｉＰＳ細胞をヒトに用いるのは危険です。

そこで挿入する遺伝子を1つ少なくして3つにしてみたら、がん細胞の発生は減ったけれどもゼロにはならず、ｉＰＳ細胞の作成効率はガクンと落ちてしまった。ｉＰＳ細胞のヒトへの応用は、「がん細胞対策」がうまくいくかどうかにかかっています。

ともあれ、幹細胞であるｉＰＳ細胞と一緒に、がん細胞が生じるということは、そのがん細胞は「がん幹細胞」であると推測できます。

実際に大腸がん、乳がん、頭頸部がんなどで、「がん幹細胞」が見つかっています。

がん幹細胞は「その他大勢のがん細胞」に分裂し、がん組織を形成します。

おおもとのがん幹細胞に転移能力があれば、そのがん組織の細胞は転移する。なけ

れば、転移できないということです。

これが、がんは生まれながらに「本物」と「もどき」に分かれ、本物はすぐ転移を始める理由です。

がん幹細胞とは何か

がん幹細胞は正常幹細胞と同じく、果てしなく分化する能力と、自己コピーを作り出す自己複製能を備えている、と前に触れました。

がん幹細胞はネズミ算のような2分裂を続けて、その他大勢のがん細胞を生み出していきます。ミツバチ社会なら女王バチが、がん幹細胞。女王バチが産むミツバチやオスバチは「その他大勢のがん細胞」です。

自己複製能力は「がん幹細胞が分裂して、全く同じ性質を持つ、2個のがん幹細胞になる能力」です。女王バチが新しい女王バチを産むのに似ています。2個とも「その他大勢」のがん細胞に分化してしまうと、がん幹細胞がなくなってしまうので、少なくとも1個はがん幹細胞として残ると考えられます。

この残ったがん幹細胞は、休眠してまた分裂を始めることもあるようです。治療して治ったはずのがんが、10年後、20年後に突如、再発することがあります。たとえば元キャンディーズの田中好子《よしこ》さんは乳がんの治療をして19年目に再発して亡くなりました。これは「眠っていたがん幹細胞が目覚めたのではないか」と推測できます。

「本物のがん」はいくら治療しても再発する

本物のがんは、なぜ、治療をしても再発するのか。これも、がん幹細胞のせいです。がんの細胞は1ミリの100分の1ぐらい。くり返しお伝えしているように、「早期発見」された直径1センチのがん病巣の中には、10億ものがん細胞が含まれます。血液にのって体内をめぐっているがん細胞も、無数にあります。

手術で「がんを取り切った」と言っても、それは人間に見つけられるレベルの話で、体内にがん幹細胞が1個でも残っていたら、必ず再発します。だから胃がん、肺がん等の固形がん幹細胞は、抗がん剤にもなかなか負けません。がんは、抗がん剤では治らないのです。

研究者たちは、がん幹細胞をターゲットにする新しい抗がん剤を開発しようとしています。しかし、これまで多種多様な抗がん剤が開発されましたが、がん幹細胞をやっつけることはできなかった。そもそも、がん幹細胞をやっつける抗がん剤が生まれたら、正常幹細胞もやっつけて、患者は死んでしまいます。

だから僕は、**「夢の抗がん剤」の開発は無理**だと思っています。

がんの転移にもがん幹細胞が関係しています。

たとえば大腸がんで、肝臓や肺に、大腸粘膜の構造に似た転移病巣が生じることがあります。健康な大腸でそういう構造を作れるのは正常幹細胞だけですから、がんの場合も、がん幹細胞が転移するのだと考えられます。

では転移はいつ生じるのか。

転移能力があるがん幹細胞は、生まれてすぐから転移できます。

現にがんには「原発不明がん」という、転移病巣だけ見つかって、原発（初発）病巣は不明のまま、というケースがよくあります。これは、がん幹細胞ができた瞬間、転移を始めることを意味しています。

前述のように、**一般的には、本物のがんは、がん病巣が0・1ミリになる以前に転移しています。**

がん幹細胞ができてから患者を殺すまでの「がんの一生」を人間の一生にたとえると、赤ちゃん段階で転移が生じ、「早期発見」されるのは晩年になってからです。

第8章

「本物のがん」になったら、どうするか

切らない選択をしてからのこと

ここまで読んで「がんを発見する努力はやめよう。もし見つかっても、切るのはやめよう」と決心したかたへ。

がんの症状が出てきたらどうするかを考えておきましょう。

たとえば食道がんや胃がんなら「食べものがのどを通らない」「胃が受けつけない」、肺がんなら「呼吸が苦しい」、大腸がんなら「腸が狭くなってお腹が張る、大便が細くなって出にくい」など、日々の生活にさしさわる自覚症状が出てきたら。

それをやわらげる、体が一番ラクな治療法を考えます。

まず、臓器はできるだけ残した方がいい。

となると、がんのしこりが食道をふさぎつつあるときは、放射線をかけたり、金属の網でできた食道拡張用のパイプ、「ステント」を入れる方法があります。

大腸ステントもあり、保険が使えます。大腸がんのため腸が狭くなったら、ステントをふくらませて大腸内壁をひろげて、ステントを留置する。これで腸内にたまっていたガスや便通がよくなります。

肺がんが進んで呼吸が苦しくなったら。

まず酸素吸入。終末期にはモルヒネを使います。意外に思われるかもしれませんが、モルヒネには、痛みだけでなく呼吸のつらさをやわらげ、安眠をもたらす作用があります。

正しく使えば中毒になったり死期を早める心配のない、すぐれた麻薬です。


第一次、第二次世界大戦のとき、戦争で傷を負った兵士たちに節操なくモルヒネ注射が使われて、戦後も長くモルヒネ依存症に苦しむ人が続出しました。注射の場合、血中濃度が急上昇するので脳が反応し、快感のとりこになりやすいのです。

しかし内服、座薬、点滴の形で、上限を設定して少しずつ入れる分には、中毒の危険はありません。

食べられなくなった場合、選べる道はもうひとつあります。

そのまま完全放置することです。最後には水ものどを通らなくなり、餓死することになります。飲まず食わずで死を迎えるというのは、健康な人の場合は悲惨ですね。

しかし、体が衰弱しきって「食べようと思っても無理」というとき、餓死は最もラクに、自然に逝ける方法です。

むしろ四六時中、点滴をされたりすると、体は水ぶくれ、肺も「水浸し」状態になり、おぼれたときのように苦しみながら死んでいくことになります。

「安らかに死ぬ」とは、花や木が枯れるように自然に逝くこと。

僕はそう思っています。

がんは穏やかに死ねる病気
治療しなければ、

がんを放置すると、麻薬も効かないほど痛むのでは、のたうちまわるほど苦しいのでは、よく聞かれます。それは手術の後遺症や、抗がん剤の毒性による苦痛です。治療法がなかった時代の闘病記などを読むと、自然に迎えるがん死はほとんど、穏やかなものだったことがわかります。

現代人でも、たとえば胃がんの治療をしないで逝った作家・森瑤子《もりようこ》さんは、ホスピスに入ってからも最後まで執筆を続け、家族とよく語らい、親友に「私のことを忘れないでね」とほほえみかけて、穏やかに旅立っています。

俳優の緒《お》形拳《がたけん》さんは、肝臓がんのことを身内以外には極秘にして、手術も抗がん剤も「仕事ができなくなるから」と、拒みました。

そして最後の仕事になったテレビドラマ『風のガーデン』をふつうに演じ終え、制作発表記者会見にも出て、その数日後に亡くなっています。看取った津川雅彦さんによれば「実に安らかに、全く苦しむ様子も見せず、立派な最期だった」。

僕の「がん放置患者」さんたちも、もし痛みが出てもモルヒネでコントロールして、安らかに逝かれています。

とすれば「治らない運命」も、それほど苛酷なものではない、という考え方もできるかもしれない。がんという運命が大変苛酷に見えるのは、治らないのに、過剰な治療を加えてしまうからではないでしょうか。

免疫療法はサギ

がんには免疫が関係しているらしい、リンパ球を強化するといいらしい、などと多くの人が免疫療法に関心を示します。その実際のところはどうでしょう。

リンパ球を採取して、試験管中で培養するなどして能力を強化し、人体に戻す治療法は、かつてずいぶん研究されました。そして、悪性黒色腫（メラノーマ）の一部では腫瘍縮小効果を認めた。でも、他のがんでは効果がないかあまりにも乏しいので、研究者の間では熱が冷めています。

現在リンパ球療法が盛んに行われているのは主に、市中のクリニックです。元東大教授などがかかわっていることもあり、大人気ですが、効果がないこと、証明されていないことに変わりはありません。それなのにたいてい、1クールで数百万円もの高額の料金をとっている。これはサギそのものでしょう。

体の免疫システムは、がんの初期段階に関係しているかもしれません。正常細胞の遺伝子が変化して日々新たに生まれているといわれるがん細胞は、初期の段階で免疫システムに排除されている可能性があります。そしてリンパ球が免疫システムの一端を担っていることも間違いありません。

しかし、臨床的に明らかになったがん病巣は、そういう免疫システムの力に打ち勝って育ってきたのです。

免疫システムは、細菌、ウイルス、毒素などが侵入した場合には効率よく働きます。リンパ球は、ある成分が自分の体に由来するものか、外部からのもの（＝外敵）かを識別する力があるからです。

臨床的に明らかな病巣になるまでがん細胞が育つことができたのは、リンパ球がその細胞を外敵と認識しなかったことを意味します。

リンパ球の識別能力は生まれたときに定まり、その後変更できないので、いくら試験管の中で試みても、強化することは不可能です。これがリンパ球療法が無効である原理的理由のひとつです。

その他いろいろ市中に出回っている免疫療法も、結局はリンパ球の能力を強化しようとするものですから、同様の理由で有効になるはずがないものです。

第9章

「がんもどき」と「本物のがん」に関する素朴な疑問にお答えします

セカンドオピニオン外来にみえたかたから「がんもどき」について「著書をいろいろ読んだけど、どうもよくわからない」「がんを放置するのは、やっぱり不安」「見分ける方法はないんですか?」等々、よく質問を受けます。本書のおさらいも兼ねて、「がんもどき」と「本物のがん」に関するQ&Aをまとめました。

早期がんは「がんもどき」?

Q 「がんもどき」というのは、がんのニセモノという意味ですか?

A そうです。がんは大小を問わず、初発以外の臓器に転移があるか、ないか、2つに1つです。臓器転移のあるがんは治らない。僕はそれを「本物のがん」と呼びます。放っといても転移しないのが「がんもどき」です。

Q 「がんもどき」は、大きくならない?

A たまに大きくなるのもあるけれど、命を奪わないように処置することができます。

Q 早期がんは「がんもどき」ですか?

A そうとは限りません。たとえばマンモグラフィ(レントゲン検査)だけで見つかる乳管がんと、胃の粘膜内がんは、99・9%「がんもどき」。でも胃粘膜の下に入っているのは、早期がんでも、数パーセントは本物のがんです。

Q 「がんもどき」が、あとで転移することはないんですか?

A そういう例はひとつも見つかっていません。これはiPS細胞にもかかわる話です。脳腫瘍、すい臓がん、大腸がん、乳がんなどに、そのがんの性質を決めるおおもとの「幹細胞」が見つかっています。遺伝子に傷がついてがん幹細胞が生まれた瞬間、転移するか、しないかの性質が決まる。そして女王バチがミツバチを産むように、がん細胞が作られます。「がんもどき」には「転移能力のない幹細胞」があるのです。

Q

「本物のがん」の転移を食いとめることはできない？

A がん細胞の大きさは、約100分の1ミリ。本物のがんは直径0・1〜1ミリ前後で、転移を終えます。今の医学でがんと診断できるのは直径5ミリくらいから。だから人間が「早期発見」したときには、「本物のがん」はとっくに転移し終えています。

「本物のがん」と「がんもどき」の見分け方

Q

「本物のがん」と「がんもどき」を見分ける方法はありますか？

A がんの診断に欠かせない、顕微鏡で細胞を見る検査では「顔つき」が同じなので、見分けがつきません。ただ、がんができた部位、大きさ、進行度によって、おおよその比率がわかっています。症状がないのに検診で見つかるがんは、ほとんど「もどき」。すい臓がんと、せきや血たんなどの症状のある肺がんは本物が多い。また経験を重ねると、病巣の大きさや見た目や手触りからも、ある程度見当がつきます。

Q

一般には、早期がんを放っておくと、転移する性質に変わると言われていますね。

A もしそれが本当なら、検診で早期がんをどんどん見つけて治療すれば、がんで死ぬ人はみるみる減っていくはずです。でも、海外の大規模ながん検診の比較試験データを見ると、「がんを見つけて治療するグループ」と「なにもしないグループ」のがん死率に、差がない。むしろ治療したグループの方が、がん死が増えることもあります。

Q **がんはとにかく早期発見・早期治療が大事、という世間の常識は……？**

A 国民の3人に1人ががんで死んでいるわけで、がん医療は、医療産業を支える大黒柱。みんなが熱心にがん検診を受けて、治療をしてくれないと医療は崩壊してしまうんです。

Q **でも本当は、なにもしない方がラクで長生きできると？**

A そうです。発見されたがんが「本物」ならとっくに転移がひそんでいるし、「もどき」なら無害。運命は最初に決まり、現代の医学では変えようがありません。だから、どちらにころんでも治療は無意味です。実は多くのがん患者が、治療によって命を縮めています。がんと診断されても切らずに治るものが多く、がんの9割に、抗がん剤は効かないからです。早期がんも進行がんも含めて、がんは原則、治療しない方がいい。

がんは治る病気になったのでは?

Q みんな「現代医療のおかげで、がんは治る病気になった」と思っていますが。

A 「がんもどき」を本物だと思って「早く見つけて取ったから治った」って喜んでる。無害なんだから、何年たっても再発しないのは当たり前ですよね。あと「早期がんを切らなかったから、進行がんになった。切っておけばよかった」という人は、みんな最初の診断が甘くて、もともと進行がんだったんです。がんは誤診が大変多いので。

Q となると、「本物のがん」は現代医療では治せない?

A 将来的にも治せない、と保証します。

Q がん放置療法について。

A がんと診断されて治療しなかった、150人以上の患者さんの主治医をしてきました。中には、94ページのCさんのように、乳がんと診断されたけど手術をしないで、今に至るまで23年以上、元気なかたもいます。「がんもどき」だったわけです。がんは、あわてず騒がず様子を見るが勝ちです。

Q がんは痛い、苦しいというイメージが大変強いのは、なぜだと思われますか?

A 今までずっと、がんと見れば治療されてきたからです。しかも、がんの手術は胸やお腹を開けて臓器を切るものが多い。メスが入ると神経を切るので、細かい神経でも痛みが残るし、大きく切り開けば神経もザックリ切れてずっと痛みます。胃や食道を切ると少しずつしか食べられない、腹膜炎になるなど、後遺症も大変です。また、抗がん剤は毒薬ですから、だるい、苦しい、手足や味覚のマヒ、口内炎……と、大変苦しむことになります。

「本物のがん」を放置して、痛みが出てきたら？

Q がんを放置して、痛みが出てきたら？

A 大きな病院には、痛みをやわらげる治療が専門の緩和ケア科があります。そこを訪ねてください。放置したがんの痛みは、モルヒネや放射線治療などで、しっかりコントロールできます。一方、抗がん剤をくり返し使われていたりすると、痛みがなかなかとれなくなり、しびれなども加わって、ひどいことになってしまう。

Q 放っておけば最後まで痛まないがんが多いというのは本当ですか。

A 本当です。治療しなければ痛まないがんは、胃がん、肝臓がん、食道がん、子宮がんなど、けっこう多い。肺がんは呼吸困難になって苦しいと思われているけど、じっとしていれば、そんなに苦しくないんです。点滴で苦しむことはあります。「なにも食べられないからせめて」と点滴を続けると、体の中に水がたまり、肺の内部にも水が出てきて、おぼれているような状態になります。

Q がん自体は痛まない、と考えていいですか？

A いくら大きくても、がんは痛まない。僕のところには、乳がんが20センチに育って皮膚を突き破っているような患者さんも来るけど、そうなっても痛まないんです。

Q 皮膚を破るということは、転移がすごい？

A 皮膚を破るほどの進行がんでも、転移しない、死なない「がんもどき」があります。子宮頸がんは3期になっても、尿管をふさがないように放射線をかければ、半分は治ります。

Q 手術するとがんが暴れる、って本当ですか。

A メスの入った傷口は組織のバリアーがくずれて、血液中を流れるがん細胞がそこに取りついて、はびこりやすい。それで一気にがんが増大することがあります。

Q どっちにころんでも、がんは治療しない方がいいということですね？

A 痛くも苦しくもない無症状の間は、がんの治療は無意味と、僕は考えます。

おわりに

人々の、がんとの闘いを思うとき、ミヒャエル・エンデの童話『モモ』を思い出します。のどかな町に「時間どろぼう」の男たちがきて、人々に「ムダ遣いしている時間を節約すれば、浮いた分を時間貯蓄銀行に貯《た》められるよ」とささやきます。それを受け入れた人々は、いつも時間に追われてイライラして、笑うことも忘れてしまう。

がんの治療をする目的は、よりよく、より長く生きること。

しかし、命の貯畜を増やそうとして治療をあせると、手術で痛み、抗がん剤で苦しんで、安らかな人生を奪われ、結局は命も縮めてしまいます。

当面の延命のための治療も一方で、すでに転移している病巣が育つ時間を与えることにもなり、「骨に転移が出て痛む」「脳に転移してマヒが出た」など、治療ゆえの苦痛を生むリスクがあります。

肺がんの治療薬イレッサを1日1錠飲み、がんは縮んだけれど49日目で緊急入院となって、間質性肺炎に苦しんで亡くなった女性の悲劇にも、本文で触れました。医者のすすめるがん治療に従って、苦しんだり、やせ衰えたり、大変な不便を抱えたあげく、つらすぎる死を迎えなければならない人の、なんと多いことか。

40年近くがんの研究と患者さんの診察を続けてきて、やはり僕には、臓器の切除手術や抗がん剤治療は、命を賭けた、勝ち目のないギャンブルとしか思えないのです。

がんは遺伝子に傷がついて、正常細胞がちょっと変化して育ってくる「自分自身」。性格と同じように、千人千色と言えるほど個性豊かです。

そして、手術や抗がん剤治療をしなければ、とても穏やかに逝けます。対処を間違えなければ最後まで頭がはっきりしているし、体も動くので、死の1週間前に慶應義塾大学病院の外来にみえたかたも、何人もいらっしゃるほどです。

治療していないがんは、もし痛みが出てもモルヒネできちんとコントロールできます。

「がんもどきで早死にする人」「本物のがんで長生きする人」の、「がん養生訓」を、宮澤賢治《みやざわけんじ》の「雨ニモマケズ」にのせて、まとめてみました。よかったら参考にしてください。

僕の究極の夢は、がんを治療しないで、痛みだけ抑えて、「ありがとう」と言ってあの世に旅立つことです。

近藤誠のがん養《よう》生《じょう》訓《くん》

「がんもどき」で早死にする人の養生訓

がんにも負けず

がんにも負けず
老いにも負けず
検診も人間ドックも必ず受ける
強い意志を持ち
すべてに一生懸命で
いつもがんばっている

一日に玄米と豆腐と野菜を食べ
肉、酒、砂糖は遠ざけ
あらゆる健康情報を
ひまさえあれば
よく見聞きしわかり
そして忘れず
のんびり落ちつける
時間や空間が少ない
メタボと言われれば
ダイエットに励み
高血圧、高血糖と言われれば
薬を欠かさず
コレステロールが高ければ
ウニ、トロ、タマゴは言語道断

東に「笑えばがんが消える」という
識者がいれば無理やり笑い
西に「体を温めればがんにならない」という
医者がいれば、のぼせるまで長風呂
ＰＳＡ値が上がればオロオロと
前立腺がんを恐れ
予防切除術のニュースを聞けば
乳房を切ってしまえと思い立つ
日照りのときもジョギングし
寒いときも野菜ジュースを飲み
みんなにマジメと言われ
がんになったらとことん闘いぬく
そういうふうに、
わたしは生きたい

「本物のがん」で長生きする人の養生訓

医者にも行かず

医者にも行かず
クスリも飲まず
検診も人間ドックも受けぬ
変わった考えをもち
欲はあるようなないような
あまりカッカせず
いつも冗談を言って笑っている
毎日好きなものを食べ
酒も甘味も楽しみ

カロリーや血圧を
細かく勘定しないで
よく楽しみ、出歩き
そして安眠し
ひとり気ままにすごせる
時間と空間がある
がんや不調があっても
年だものとつぶやき
手術と言われたら
切りたくないと言い
ワクチンも抗がん剤も
副作用がイヤだと拒み
どこかで倒れても
救急車を呼ぶなと言っておく

日照りのときは出歩かず
寒いときは無理をせず
みんなにのんきと言われ
いよいよのときには
ありがとうと笑い
そういうふうに
わたしは死にたい

カバー・本文デザイン／石澤義裕
写真／小野庄一
編集協力／日高あつ子
ＤＴＰ／美創

〈著者プロフィール〉

近藤 誠（こんどう・まこと）

1948年生まれ。73年、慶應義塾大学医学部卒業。同年、同大学医学部放射線科入局。79～80年、米国へ留学。83年より同大学医学部放射線科講師。がんの放射線治療を専門とし、乳房温存療法のパイオニアとして知られる。患者本位の治療を実現するために、医療の情報公開を積極的にすすめる。2012年第60回菊池寛賞受賞。著書に『医者に殺されない47の心得』（アスコム）、『「余命3カ月」のウソ』（KKベストセラーズ）、『がん放置療法のすすめ』『がん治療で殺されない七つの秘訣』（ともに文藝春秋）など多数。

「がんもどき」で早死にする人、
「本物のがん」で長生きする人

2013年11月25日　第1刷発行
2013年12月10日　第2刷発行

著　者　近藤 誠
発行人　見城 徹
編集人　福島広司

GENTOSHA

発行所　株式会社 幻冬舎
〒151-0051 東京都渋谷区千駄ヶ谷4-9-7

電話　03(5411)6211(編集)
03(5411)6222(営業)
振替00120-8-767643

印刷・製本所：株式会社 光邦

検印廃止

ISBN978-4-344-02484-7 C0095
幻冬舎ホームページアドレス http://www.gentosha.co.jp/

この本に関するご意見・ご感想をメールでお寄せいただく場合は、
comment@gentosha.co.jpまで。